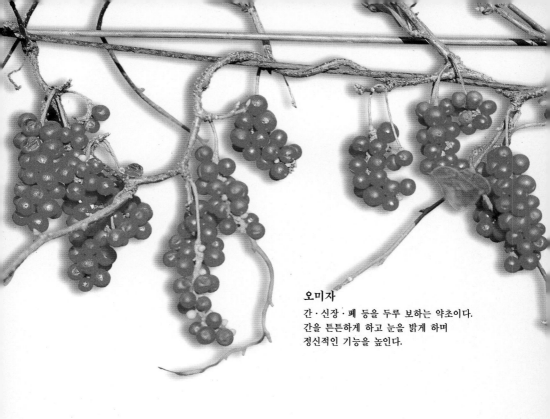

오미자

간·신장·폐 등을 두루 보하는 약초이다.
간을 튼튼하게 하고 눈을 밝게 하며
정신적인 기능을 높인다.

중풍, 관절염, 신경통, 디스크, 산후통을 다스리는 약재

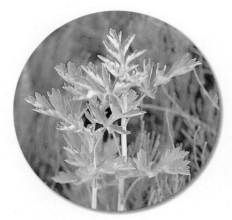

쑥

강화도와 백령도에서 자란 싸주아리쑥이 으뜸이다.
뜸을 뜨면 온갖 병을 고칠 수 있다.

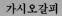
가시오갈피
뼈와 근육을 튼튼히 하고 갖가지 관절염에
효과가 있으며 면역 기능을 높인다.

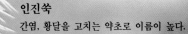
인진쑥
간염, 황달을 고치는 약초로 이름이 높다.

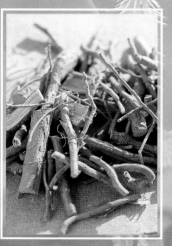

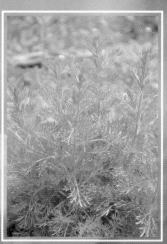

동쪽으로 뻗은 솔뿌리
산후통 치료에 효과가 높다
뼈와 힘줄, 근육을 튼튼하게 한다.

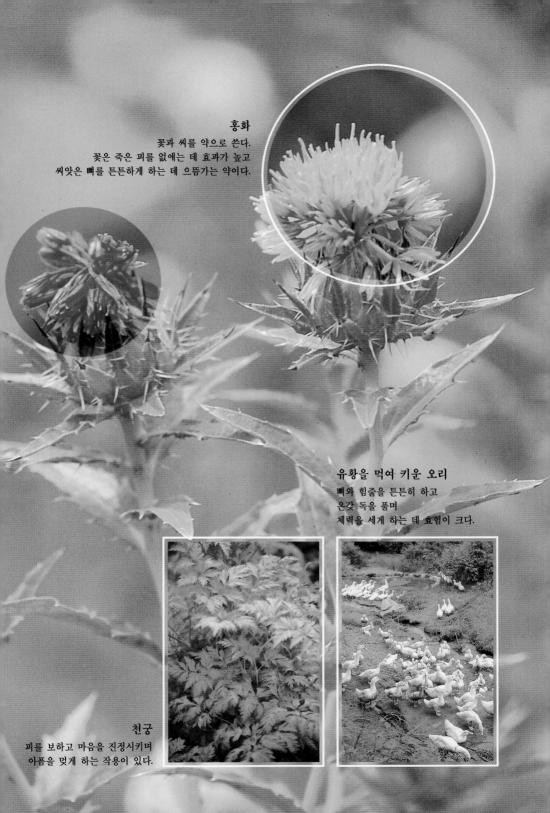

홍화
꽃과 씨를 약으로 쓴다.
꽃은 죽은 피를 없애는 데 효과가 높고
씨앗은 뼈를 튼튼하게 하는 데 으뜸가는 약이다.

유황을 먹여 키운 오리
뼈와 힘줄을 튼튼히 하고
온갖 독을 풀며
체력을 세게 하는 데 효험이 크다.

천궁
피를 보하고 마음을 진정시키며
아픔을 멎게 하는 작용이 있다.

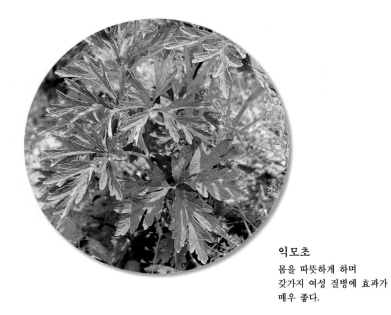

익모초
몸을 따뜻하게 하며
갖가지 여성 질병에 효과가
매우 좋다.

금은화
균을 죽이고 염증을 삭이며 열을 내리는 효과가 있다.

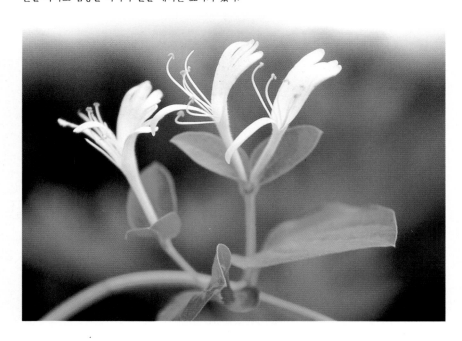

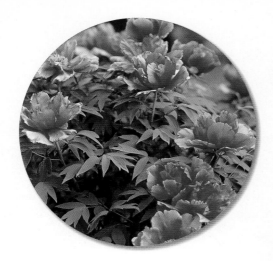

작약
어혈을 없애고 혈액순환을 잘되게 하며
아픔을 멎게 한다.

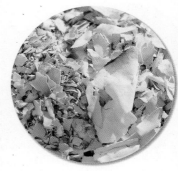

복령
소변이 잘 나오게 하고 마음을 안정시킨다.
오래 먹으면 신선이 된다고 한다.

차조기
몸을 따뜻하게 하고 땀을 나게 하며 기침을 멎게 한다.
방부작용이 있어서 간장을 썩지 않게 하는 데도 쓴다.

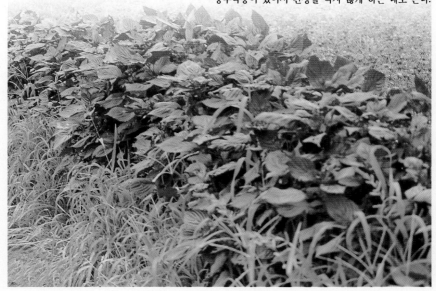

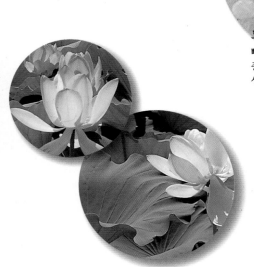

도마뱀
뼈와 근육과 신장의 기능을 튼튼하게 하는 데 매우
중요한 역할을 한다.
생강으로 법제해서 써야 한다.

연
씨앗 · 뿌리를 쓴다. 정신을 안정시키고 심장 질병, 근육과 뼈의 질병,
몸이 허약한 데 등에 두루 효과가 있다.

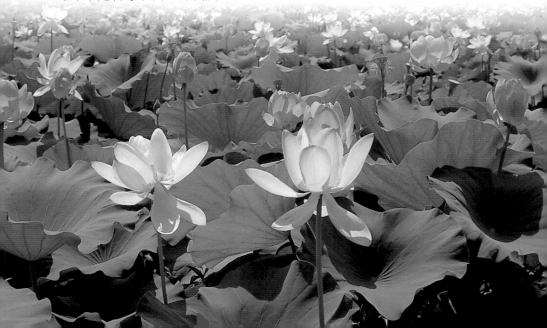

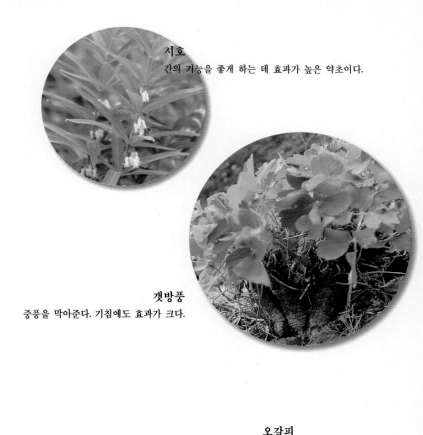

시 호
간의 기능을 좋게 하는 데 효과가 높은 약초이다.

갯방풍
중풍을 막아준다. 기침에도 효과가 크다.

오갈피
뼈와 힘줄을 튼튼하게 하고
신체의 면역력을 높이는 보약이다.

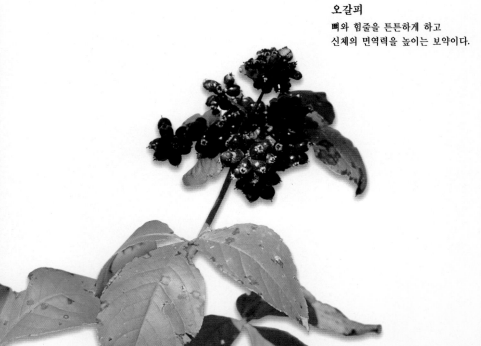

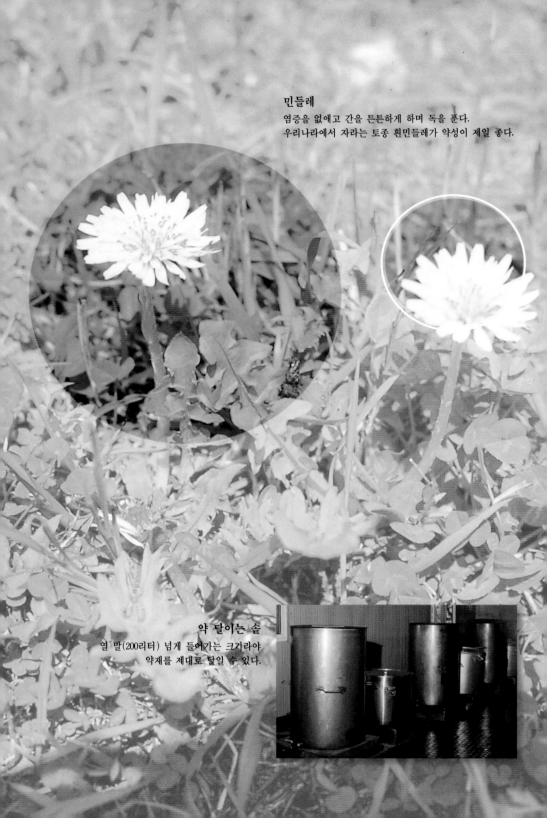

민들레
염증을 없애고 간을 튼튼하게 하며 독을 푼다.
우리나라에서 자라는 토종 흰민들레가 약성이 제일 좋다.

약 달이는 솥
열 말(200리터) 넘게 들어가는 크기라야
약재를 제대로 달일 수 있다.

자연건강총서 2

토종의학 - 난치병 다스리기

- 중풍 · 관절염 · 신경통 · 디스크 · 산후통 -

자연건강총서 2

토종의학

난치병 다스리기

- 중풍 · 관절염 · 신경통 · 디스크 · 산후통 -

김인택, 박천수 지음

태일출판사

머리말

이 책은 관절염과 신경통, 디스크, 중풍, 산후통 같은 난치병을 고치는 방법을 누구나 알기 쉽도록 자세하게 적은 책입니다. 이들 질병들은 세상에서 제일 흔하면서도 고치기 어렵다는 병입니다. 지은이는 우리 겨레의 전통 의학과 이 땅에서 나는 토종 약재로 갖가지 난치병을 고칠 수 있는 방법을 오랫 동안 연구해 왔고 이 책은 그 연구의 작은 결실입니다.

우리 선조들이 남긴 전통 의학에는 훌륭한 지혜가 적지 않습니다. 이를테면 관절염, 디스크, 신경통, 산후통 환자들 중에 여러 가지 치료법을 써도 별 효과를 보지 못하던 사람이 이 책에 적힌 전통 치료법으로 건강을 되찾은 경우를 많이 보아 왔습니다. 감히 말씀드린다면 지은이는 이 책에 적힌 치료법대로 충실히 시행해서 효과를 보지 못한 환자를 거의 보지 못했습니다. 심한 통증으로 걸음을 걷지 못하고 잠을 못 자던 사람이 몇 달 치료 후 건강을 회복하는 것을 보면서 우리 조상들이 남긴 치료법이 얼마나 위대한지를 다시 한번 실감했습니다.

중풍 또한 마찬가지입니다. 발병 초기에 이 책에 적힌 대로 약을 쓰면 거의 대부분 아무런 후유증이나 부작용 없이 완전하게 회복됩니다. 다만 중풍 환자는 발병 초기에 곧, 발병한 지 3일 안에 늦더라도 열흘 안에 약을 써야 기적과 같은 치유 효과를 기대할 수 있습니다.

산후통은 여성이 아이를 낳고 몸조리를 제대로 못했을 때 생기는 병입니다. 온몸의 뼈마디가 쑤시고 시려 잠을 못 잘 만큼 괴롭지만 병원에 가면 신경성이란 말 말고는 아무런 병명이 나오지 않는 것이 대부분입니다. 이 산후통 또한 어렵지 않게 잘 낫습니다.

지은이는 중풍, 디스크, 관절염, 신경통, 통풍, 그리고 산후통의 치료법을 하나도 숨기지 않고 고스란히 이 책에 적었습니다. 병을 고치는 방법이 어느 개인의 소유물이 아니라 모든 사람의 것이 되도록 널리 알려야 한다는 것이 지은이의 신념이기 때문입니다. 아무쪼록 이 책을 통해서 여러 질병으로 고통받는 분들이 그 고통에서 벗어나 건강하게 되기를 바라 마지않습니다.

1997년 3월

지은이 김인택·박천수

토종의학 난치병 다스리기 · 차례

첫째 가름　　　　**중풍 다스리기**　　　　　　　　　　**15**

1. 중풍의 구분과 주요 원인 17
2. 뇌졸중의 여섯 종류 18
　　1) 뇌실질내출혈 19
　　2) 지주막하출혈 19
　　3) 뇌혈전증 21
　　4) 뇌색전증 22
　　5) 일과성 뇌허혈발작 23
　　6) 고혈압뇌증 24
3. 중풍의 여러 가지 증상 25
　　1) 뇌가 하는 일 25
　　2) 중풍의 여러 증상 25
4. 동양의학에서 본 중풍 31
　　1) 중풍의 원인 31
　　2) 중풍의 명칭 32
　　3) 중풍의 분류 34
　　4) 중풍의 증상 35
5. 뇌졸중은 이럴 때 잘 일어난다 37
　　1) 화장실에서 일 볼 때 37
　　2) 스트레스·과로 38
　　3) 목욕 38
　　4) 성행위 39
　　5) 고혈압·술·심장병 39

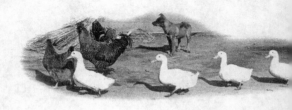

6. 뇌졸중을 일으킬 수 있는 위험 인자들 40
   1) 고지혈증 40
   2) 고혈압 41
   3) 당뇨병이나 심장병 42
   4) 비만증 43
   5) 담배 43
   6) 술 44
   7) 가족 중에 뇌졸중 환자가 있을 때 45

7. 뇌졸중으로 쓰러졌을 때의 응급 처치 48

8. 뇌졸중 다스리는 처방 51
   1) 모든 중풍을 고치는 처방 51
   2) 가벼운 중풍에 쓰는 처방 52
   3) 약달이기와 복용법 53

둘째 가름   **관절염**   **59**

1. 관절의 구조와 하는 일 61

2. 관절염의 종류와 증상 66
   1) 퇴행성 관절염 67
   2) 무릎 관절염 71
   3) 류마티스성 관절염 76
   4) 통풍성 관절염 83

셋째 가름 **산후통** **87**

1. 날이 궂으면 심해지는 산후통......................... 89
2. 산후통 예방하기 93
3. 산후통의 분류 96

넷째 가름 **신경통** **99**

1. 말초신경에 생기는 통증 101
2. 신경통의 특징 103
3. 신경통의 종류와 증상 107
   1) 삼차 신경통 107
   2) 늑간 신경통 108
   3) 좌골 신경통 109

다섯째 가름 **디스크병** **115**

1. 디스크의 구조와 역할 117
2. 삼사십대 남자한테 많이 걸리는 병 120
3. 디스크병의 증상 123

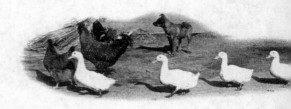

여섯째 가름　　**관절염·신경통·디스크·산후통을 모두 고치는 법**　**127**

1. 관절염·신경통·디스크·산후풍을 모두 다스리는 처방 131
2. 병이 가벼울 때 쓰는 간이 처방 133
3. 달이기 불편할 때 쓰는 첩약 처방 134
4. 약달이기와 법제법 135
5. 관절염·신경통·디스크·산후통에 좋은 식이요법 143
6. 뜨겁지 않은 쑥뜸 뜨기 152
　　1) 관절염·신경통에는 간접뜸이 좋다 153
　　2) 뜸뜨는 데 필요한 재료 153
　　3) 쑥뜸 뜨는 요령 155
　　4) 뜸을 뜰 때 조심해야 할 것들 156

일곱째 가름　　　**중풍·관절염·산후통·디스크를 고치는 약재 마흔한 가지**　**159**

1. 원지 161
2. 진범 163
3. 대파극 165
4. 우담남성 167
5. 위령선 170
6. 전갈 172
7. 유황약오리 174
8. 밭마늘 177
9. 파 182
10. 다슬기 186
11. 별갑 190
12. 행인 193
13. 백개자 196
14. 신곡·맥아 198
15. 공사인·익지인·백두구 200
16. 포공영 203
17. 금은화 206
18. 백강잠·석룡자 209
19. 적하수오·백하수오 214
20. 하고초 217

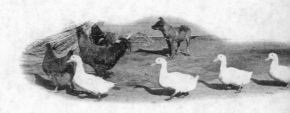

21. 감초 219

22. 대추 223

23. 생강 227

24. 석고 230

25. 초두구 232

26. 구기자 234

27. 강활 236

28. 우슬 238

29. 천마 240

30. 복령 245

31. 방풍 248

32. 모과 250

33. 익모초 252

34. 백출 254

35. 동쪽으로 뻗은 솔뿌리 257

36. 홍화씨 259

37. 느름나무뿌리껍질 261

38. 석창포 264

39. 으름덩굴 268

40. 오갈피나무 270

41. 속단 273

여덟째 가름   **병을 고친 이야기**   **275**

디스크병 277

산후통 280

중풍 282

중풍 285

관절염 288

신경통 291

관절염 294

산후풍·관절염 296

디스크병 299

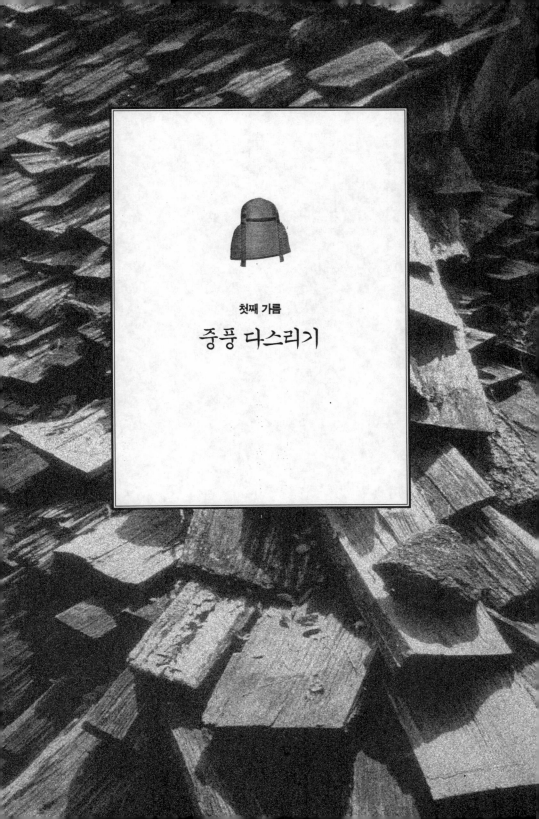

첫째 가름

중풍 다스리기

뇌혈관이 터지거나 막힌 병

중풍은 우리나라를 비롯한 일본, 중국 같은 동양 문화권에서 사망 원인 가운데 으뜸을 차지하는 무서운 질병입니다. 멀쩡하던 사람이 어느 날 갑자기 쓰러져 병원에 실려 가서 영영 돌아오지 못하는 사람이 되거나, 다행히 목숨은 건졌지만 식물인간이 되어 대소변을 받아 내야 하는 처지가 되거나 아니면 몸 한쪽이나 손발이 마비되어 버리는 경우가 드물지 않습니다. 뇌졸중이라고도 부르는 중풍은 암보다도 발병율이 높아 우리 나라에서만 한 해에 15만 명쯤이 중풍으로 쓰러지는 것으로 통계에 나와 있습니다.

중풍은 뇌 일부분에 혈액을 공급하고 있는 혈관이 막히거나 터져서 그 부분의 뇌가 손상되어 나타나는 여러 가지의 증상을 말합니다. 대개 중풍이라고 하면 뇌졸중을 비롯한 뇌혈관 계통의 질병이나 사고를 모두 포함해서 쓰는 말입니다. 중풍(中風)은 전통 한

의학에서 '바람맞는다', '나쁜 기(氣)에 맞는다', '나쁜 바람에 맞는다' 는 뜻으로 썼고 뇌졸중(腦卒中)의 '卒' 은 '갑자기', '돌연', '급하다' 는 뜻으로 역시 갑자기 바람을 맞은 것처럼 쓰러지는 뇌질환이라는 뜻을 담고 있습니다.

뇌졸중을 영어로는 애퍼플랙시(apoplexy)라고 하는데 이 말은 희랍어의 '갑자기 쓰러지다' 는 말에서 비롯되었습니다. 요즘 의사들이 뇌졸중을 가리키는 말로 흔히 쓰는 스트로커(stroke)도 역시 희랍어의 '번개나 벼락에 맞은 것처럼 갑자기 몸이 마비되다' 는 뜻에서 비롯된 것입니다.

뇌졸중은 흔히 뇌출혈과 뇌경색의 두 가지로 나눕니다. 뇌일혈이라고도 부르는 뇌출혈은 뇌혈관이 터져서 피가 뇌 속에 고여서 뇌조직을 압박하거나 손상시키는 것이고, 뇌경색은 혈전(血栓)이나 전색(栓塞) 같은 것으로 뇌혈관이 막혀서 피가 통하지 못해 그 부위의 뇌기능을 잃게 되는 것입니다.

뇌출혈은 뇌실질내 출혈과 지주막하 출혈로, 뇌경색은 뇌혈전증과 뇌색전증으로 다시 나누어지며 뇌졸중은 4가지로 구분할 수 있습니다.

이밖에 뇌의 혈압이 갑자기 높아지는 고혈압성 뇌증과 뇌전색이 일어나기 전에 생기는 일과성 뇌허혈발작 등이 있어서 넓은 뜻으로 뇌졸중은 여섯 가지로 나눌 수 있습니다.

1
중풍의 구분과 주요 원인

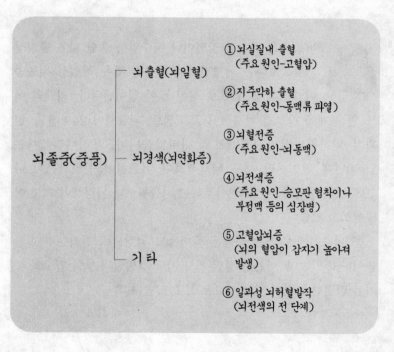

뇌졸중(중풍)

┌ 뇌출혈(뇌일혈)

　　①뇌실질내 출혈
　　　(주요 원인-고혈압)

　　②지주막하 출혈
　　　(주요 원인-동맥류 파열)

├ 뇌경색(뇌연화증)

　　③뇌혈전증
　　　(주요 원인-뇌동맥)

　　④뇌전색증
　　　(주요 원인-승모판 협착이나
　　　부정맥 등의 심장병)

└ 기 타

　　⑤고혈압뇌증
　　　(뇌의 혈압이 갑자기 높아져
　　발생)

　　⑥일과성 뇌허혈발작
　　　(뇌전색의 전 단계)

2

뇌졸중의 여섯 종류

뇌졸중은 뇌실질 출혈이나 지주막하 출혈 같은 출혈성 뇌졸중보다는 뇌혈전이나 뇌색전 같은 허혈성 뇌졸중이 7.5대 2.5쯤으로 훨씬 많이 일어납니다. 최근의 어느 한 통계에 따르면 뇌경색이 75퍼센트, 뇌출혈이 24퍼센트, 일과성 뇌허혈발작이 1퍼센트로 나타났습니다. 우리나라에서는 1980년대 전까지만 해도 뇌경색보다 뇌출혈이 훨씬 많았으나 1980년대 중반기를 지나면서부터는 뇌출혈보다 뇌경색이 더 많이 발생하고 있습니다.

곧 뇌출혈에 걸리는 사람은 줄어들고 뇌경색에 걸리는 사람은 늘어나고 있는데, 이는 고혈압 치료 기술의 발달과 노인 인구의 증가와 밀접한 관련이 있는 것으로 보고 있습니다.

1) 뇌실질내 출혈

뇌출혈의 대표적인 출혈인 뇌실질내 출혈은 혈압이 높은 사람에게 잘 일어납니다. 밤중에 자고 있을 때 일어나는 일은 몹시 드물고 대개 낮에 활동하는 중에 갑자기 일어납니다.

뇌출혈은 고혈압이 오래 계속되었을 경우 흔히 일어납니다. 뇌혈관 압력으로 뇌의 미세 혈관이 괴사되어 부풀어올라 작은 꽈리 모양의 뇌내 소동맥류가 생긴 상태에서, 흥분을 하거나 충격을 받거나 힘을 주게 되면 갑자기 혈압이 올라 작은 꽈리가 터져 피가 뇌 속에 고이게 됩니다. 이 꽈리는 직경 0.2~0.5밀리미터쯤으로, 현미경으로 보아야 볼 수 있는 크기이며, 출혈과 폭과 길이는 4센티미터가 넘는 것이 있고 2센티미터가 안 되는 것 등 크기와 모양이 다양합니다.

2) 지주막하출혈

지주막하 출혈은 뇌척수액이 가득 차 있는 지주막하강에서 혈관이 파열하여 일어나는 출혈로써 젊은 사람한테서 잘 일어납니다.

두 개골에는 세 가지의 막이 뇌를 둘러싸고 있습니다. 제일 바깥쪽 두개골 바로 밑에 있는 것을 경막이라 하고, 그 다음에 있는 것이 지주막이며, 제일 안쪽에 있는 것이 연막입니다. 지주막하 출혈은 지주막 밑에 있는 공간에서 출혈하는 것을 말합니다. 지주막하강에는 좀 굵은 혈관이 뇌척수액에 떠 있는 듯한 상태로 있어서 혈관이 터지면 뇌척수액에 혈액이 섞이게 됩니다.

① 뇌동맥류 파열

지주막하강에 있는 굵은 혈관에 쌀알에서 버찌 만한 크기의 동맥류가 터져서 생긴 출혈입니다.

동맥류가 생기는 원인은 아직 명확하게 밝혀져 있지 않으나 선천적으로 혈관의 탄력이 약한 사람에게 흔히 생긴다고 합니다. 혈압이 높거나 다른 원인으로 혈관의 약한 부분이 풍선처럼 부풀어 오르는 것이 동맥류입니다.

뇌동맥류 파열은 40~50대의 사람들에게 일어나기 쉬우며 아무 탈이 없던 사람이 갑자기 격심한 두통과 함께 쓰러져 의식을 잃게 되는 수가 많습니다. 뇌동맥류가 있을 때에는 사물이 이중으로 보이거나 가벼운 두통 같은 전조 증상이 나타나며, 발병할 때에는 한 번도 겪어 보지 못한, 머리를 쪼개는 듯한 극심한 두통과 함께 나타난다고 경험자들은 말합니다.

② 뇌동정맥 기형으로 인한 지주막하 출혈

뇌동정맥 기형으로 인한 출혈은 드물게 나타나는 편입니다. 뇌동정맥 기형이란 선천적인 혈관의 기형으로 뇌동맥과 정맥이 바로 연결되어 있는 것을 가리킵니다. 곧 정상적인 뇌는 혈액이 굵은 동맥에서 가는 핏줄로 흐르고, 다시 모세 핏줄로 가서 그물처럼 온몸에 퍼지며, 뇌동정맥을 지나가는 정맥에서 굵은 정맥으로 흘러가게 되지만, 뇌동정맥 기형은 모세혈관이 없거나 부족한 상태에서 동맥의 피가 직접 정맥으로 흘러가게 됩니다. 정맥은 동맥과는 달리 혈관벽이 얇고 탄력도 약하여 동맥에 가해지던 압력이 정맥에 가해지면 정맥벽이 파열되기 쉽습니다.

뇌동정맥 기형으로 인한 뇌출혈은 재발하는 일은 적은 것으로 나타나고 있습니다. 또 뇌동정맥 기형은 출혈하지 않고 경련이나 발작을 일으키는 수도 더러 있습니다.

③ 모야모야병으로 인한 지주막하 출혈

모야모야병은 굵은 혈관이 어떤 후천적인 원인으로 막혀서 일어나는 병입니다. 뇌혈관을 사진으로 찍으면 굵은 혈관은 보이지 않고 가는 혈관이 담배 연기처럼 떠오른다 하여 일본말로 모야모야병이라는 이름이 붙었습니다. 일본 사람에게 많이 나타나고 다른 나라에서는 드문 병입니다.

3) 뇌혈전증

뇌의 혈관이 동맥경화로 인해 좁아지면 혈액의 흐름에 소용돌이가 생겨서, 점차로 좁아진 혈관 안쪽 벽에 혈소판과 피브린이라는 물질을 포함한 혈액의 덩어리가 붙어서 혈관이 막혀 버리게 됩니다. 이렇게 되면 뇌의 일부에 혈액이 흐를 수 없게 되어 뇌조직이 일부 죽어 버립니다. 이런 현상을 뇌색전증이라고 부릅니다. 대개 굵은 혈관이 막히면 경색되는 부위가 크고 작은 혈관이 막히면 경색되는 부위도 작습니다. 굵은 혈관이 막히더라도 천천히 진행되면 곧 혈액이 돌아갈 수 있는 길이 생겨 아무 탈 없이 나아 버리거나 증상이 가볍게 나타나는 수도 있습니다. 그러나 갑자기 막히는 뇌색전증은 이런 일이 일어나지 않습니다.

4) 뇌색전증

뇌색전증은 대개 심장에서 생긴 혈전이 뇌로 운반되어 뇌혈관을 막아서 생기는 병입니다.

부정맥이나 심장판막증, 심방세동증, 승모판협착증, 심근경색 같은 심장 질환이 있으면 심장 속의 혈액이 정체되어 혈액이 굳어져서 뇌혈관을 막는 원인이 됩니다. 그러므로 뇌색전증은 심장 질환과 관련이 깊습니다.

그러나 심장 질환 말고 목 부위를 지나서 뇌로 가는 굵은 혈관에 붙어 있던 혈전이 떨어져 나와 뇌로 올라가 혈관을 막아 버리는 일도 드물게 있습니다.

뇌색전증은 뇌혈전과 달리 갑자기 혈관이 막히므로 우회로가 생기지 못하여 넓은 부위의 뇌가 손상을 입는 일이 많습니다. 만약 굵은 혈관이 막혔을 때에는 혼수상태에 빠져 5~7일 사이에 목숨을 잃게 되는 수가 많고, 그렇지 않으면 혈관을 막았던 혈전이 다른 곳으로 움직여서 혈액이 다시 흐르게 되는 수도 있습니다. 그러나 혈관이 다시 뚫렸다고 해서 꼭 좋은 것만은 아닙니다. 혈액의 흐름이 중단되어 있는 동안에 막혀 있던 부분의 혈관이 망가져 버리기 때문에 혈액이 원래대로 흐르게 되더라도 이미 망가진 혈관에서 혈액 속의 수분이 뇌 속으로 계속해서 새어나가게 됩니다. 이렇게 되면 뇌 속에 물이 가득 고이게 되는데 이처럼 뇌가 물에 잠기게 되는 것을 뇌부종이라고 합니다.

뇌부종이 심화되면 대뇌반구가 부풀어오르는데 두개골이 둘러싸고 있으므로 빠져나갈 곳이 없어 뇌간(腦幹)을 눌러 압박하게 됩니다. 뇌간에는 호흡 및 혈압 중추가 있어서 압박을 받으면 호흡이 정지되어 뇌사 상태가 되어 버립니다. 뇌사(腦死)는 호흡이 멈춘 뒤부터 인공 호흡기에 의존하여 심장이 움직이는 상태를 가리킵니다.

뇌부종 말고 뇌경색 부위에서 출혈이 일어나는 일이 있는데 혈액의 흐름이 다시 본래대로 회복되면 혈액이 모두 흘러나와 버립니다. 이를 출혈성뇌경색이라 하며 심하면 목숨을 잃게 됩니다.

위에서 설명한 것처럼 뇌색전증은 몇 초나 몇 분 사이에 갑작스럽게 나타나는 특징이 있고, 뇌혈전증은 하루나 이틀, 사흘에 걸쳐 증상이 천천히 나타나는 특징이 있습니다.

5) 일과성 뇌허혈발작

뇌허혈발작은 반신불수, 언어 장애, 마비 등의 증상이 순간적으로 나타나서 3~15분쯤 계속되다가 흔적도 없이 나아 버리는 것을 말합니다. 뇌혈류가 순간적으로 멈추었다가 다시 흐르게 되는 것으로 대개 뇌경색이 일어나기 전에 생기는 병입니다.

이 병의 원인에 대해서는 여러 가지 말이 있습니다만, 굵은 동맥이 경화되어 혈관 내막에 괴양이 생기고 이 괴양에, 혈전이 붙어 있다가 떨어져 나와 뇌로 올라가 뇌의 말초 혈관을 막았기 때문에 일시적인 발작이 일어나는 것으로 보는 견해가 가장 타당성이 있는 것으로 여겨집니다. 또 혈관이 좁아져서 혈압이 갑자기 떨어져서 한동안 혈액이 제대로 흐르지 않게 되어 뇌허혈발작이 일어난다는 견해도 있고, 작은 뇌혈전증이나 가벼운 뇌색전증으로 인해 생긴다고 하는 주장도 있습니다.

　일과성 뇌허혈발작이 여러 차례 거듭되다가 6개월 이내에 뇌경색이 오는 경우가 20퍼센트쯤 됩니다.

6) 고혈압뇌증

　혈압이 갑자기 높아지면 의식을 잃거나 두통, 경련 등이 나타나는데 이런 증상을 고혈압뇌증이라고 합니다. 대개 혈압을 낮추어 주면 회복됩니다. 갑자기 의식불명이 되어 목숨을 건지기 어려울 것 같은 사람이 2~3일 뒤에 멀쩡하게 일어나는 경우가 더러 있습니다. 요즘은 옛날보다 고혈압뇌증의 발생 숫자가 현저히 줄어들었습니다.

3
중풍의 여러 가지 증상

1)뇌가 하는 일

 세상에서 가장 정교한 컴퓨터라고 할 수 있는 뇌는 딱딱한 두개골로 둘러싸여 있고, 또 그 안쪽에 몇 겹의 뇌막이 뇌를 싸고 있습니다. 뇌막과 뇌 사이에는 척수액이라고 하는 맑은 물이 흘러 다닙니다.

뇌는 대뇌, 간뇌, 뇌간, 소뇌로 이루어져 있습니다. 대뇌는 좌우위 반구로 되어 있으며 전두엽, 두정엽, 후두엽, 측두엽으로 나눕니다. 대뇌의 왼쪽 반구에는 언어 중추가 있어서 읽고 쓰고 계산하는 등의 정서적인 감정이나 의지 등을 맡고 있습니다.

대뇌 반구의 가운데에는 기저핵 및 감각 신경이 모여 있는 내포라고 부르는 곳이 있는데, 뇌 표면의 운동 영역에 있는 운동신경 세포로부터 섬유가 이 내포를 지나 얼굴, 몸통, 다리로 가고 있습니다. 또 몸통, 팔다리 얼굴의 지각을 뇌에 전달하는 감각 섬유가 위로 올라와서 이 내포를 지나 내포면에 있는 감각 영역의 지각 신경세포에 연결됩니다. 그러므로 이 내포가 손상을 입으면 반신불수가 되거나 감각 장애가 생길 수 있습니다.

소뇌는 대뇌의 뒤쪽 아래에 있습니다. 몸의 균형을 유지하거나 미세한 운동의 조절 등을 맡고 있습니다.

간뇌에는 감각의 중간 중추와 자율신경의 중추가 있습니다. 중뇌에는 안구 운동을 맡은 중추가 있고, 시각이나 후각과도 관련이 있습니다. 뇌간에 있는 교에서는 의식과 관련이 깊은 망상체계라는 조직이 있고, 그 밑에는 호흡과 순환을 맡은 중추가 있습니다.

뇌간에 있는 연수는 생명과 가장 관련이 깊습니다. 호흡, 신장, 혈관 운동 신경의 중추가 있는데 이 세 가지의 중추를 자동 중추라고 합니다. 이밖에 연하 중추, 발성 중추 같은 것들이 있습니다. 대뇌 반구 표면에는 갖가지 신경세포가 무수히 퍼져 있습니다. 운동 영역, 감각 영역을 비롯하여, 시각, 청각, 후각, 언어 중추 같은 것들이 있습니다.

이 같은 중추신경계는 심장에서 목을 통해 올라오는 굵은 동맥에서 산소와 영양분을 얻습니다. 중추 신경계에는 첫 번째로 목을 통해 올라가는 두 쌍의 경동맥이 있어서 이 혈관이 두 개골 안으로 들어간 뒤 여러 개의 가지로 나누어져 뇌의 뒷부분을 뺀 대뇌에 혈액을 공급합니다.

이렇게 여러 갈래로 나누어진 작은 동맥이 막히거나 터지면 그 혈관에서 산소와 영양을 얻는 뇌의 기능이 정지되어 반신 마비, 언어 장애, 의식 장애, 감각 장애, 같은 뇌졸중의 여러 증상이 나타나게 됩니다.

두 번째로 목뒤의 척추뼈를 지나 위로 올라가서 하나로 합쳐지는 두 쌍의 척추 동맥이 있습니다. 척추 동맥은 위로 올라가서 하나로 합쳐졌다가 다시 갈라져서 뇌의 뒷부분인 후두엽과 소뇌, 뇌간 등에 혈액을 공급합니다. 이 척추 동맥계의 혈관이 파열되면 대개 시각 장애가 생기고 또 뇌간 기능에 이상이 생겨 호흡 장애 같은 목숨이 위태로운 증상이 나타나기 쉽습니다.

2) 중풍에 걸렸을 때의 증상

① 뇌실질내 출혈

뇌출혈의 대표적인 출혈인 뇌실질내 출혈은 대개 낮에 활동하는 중에 갑자기 일어나는 수가 많습니다. 갑자기 쓰러져서 처음에는 '어지럽다' 또는 '머리가 아프다'고 하다가 그 다음에는 구토가 일어나고 이와 함께 몸의 반쪽을 움직일 수 없게 되는 순서로 증상이 진행됩니다.

출혈이 심하면 의식을 잃게 되어 흔들거나 꼬집어도 아무런 감각을 느끼지 못하게 되며, 숨소리를 요란하게 내면서 호흡이 거칠어지고 1분에 30번 넘게 숨을 빠르게 몰아쉬기도 합니다.

뇌출혈은 사망률이 높아 40퍼센트쯤이 목숨을 잃습니다. 발병한 뒤로 한시간 내에 의식을 완전히 잃게 되면 대개 24시간 안에 목숨을 잃게 되고 의식이 가물가물한 정도로 있고 24시간이 지났을 때 소리내어 불렀을 때 반응을 보일 정도면 살아날 가능성이 높습니다. 처음부터 의식이 있는 사람은 대개 치료 경과가 좋은 편입니다.

혼수상태는 짧으면 몇 시간, 길면 며칠간 계속되는데 혼수상태에서 깨어나지 못하고 목숨을 잃는 경우가 60~70퍼센트쯤 됩니다. 혹은 여러 해 동안 혼수상태에서 깨어나지 않아 식물인간이 되는 수도 있습니다.

출혈이 적을 때에는 의식을 잃는 일이 없이 손발이 마비되거나 입이 비뚤어지는 구안와사 등의 증상이 나타납니다.

② 지주막하 출혈

다른 뇌졸중에 견주어 나이가 젊은 사람들에게 흔히 볼 수 있는 출혈입니다. 의식을 잃는 경우는 드물고 두통이 몹시 심하고 구역질이나 구토가 심하게 납니다.

발병 때에 한번도 겪어 보지 못한 엄청난 두통, 곧 머리를 칼로 쪼개거나 도끼로 찍는 듯한 통증이 머리 한 부분에서 시작되어 온 머리가 다 아프고 동시에 구토, 구역질이 심하게 납니다.

드물게 의식을 잃을 때도 있으나 대개 한두 시간 뒤에는 회복되며, 두통이 오래 지속될 때가 많습니다.

③ 뇌경색

뇌동맥에는 내경 동맥계와 추골뇌저 동맥계가 있습니다. 내경 동맥은 좌우에 있는데 목의 앞부분으로 올라가 뇌의 가는 혈관계이고 추골뇌저 동맥계는 목뒤로 올라가 뇌로 들어가는 혈관계입니다. 내경 동맥계는 중대뇌 동맥과 전대뇌 동맥으로 나누어지고 추골뇌저 동맥계는 좌우의 추골 동맥이 합쳐져서 뇌저 동맥이 되고 또 거기서 좌우 후대뇌 동맥으로 나누어집니다.

중대뇌 동맥이 시작되는 혈관이 막히면 반신불수, 반맹(半盲), 실어, 실행(失行), 실인(失認)등의 증상이 나타납니다.

실어에는 운동성 실어, 감각성 실어, 전실어 등이 있습니다.

운동성 실어 — 운동성 언어 중추인 전두엽이 손상되었을 때 나타나는 증상으로 다른 사람의 말을 듣고 이해할 수 있으나, 자신은 말을 잘 할 수 없게 되는 것을 가리킵니다.

감각성 실어 — 감각성 언어 중추인 측두엽이 손상되었을 때 나타나는 증상입니다. 다른 사람의 말을 듣거나 이해할 수 없으나 자신은 말을 할 수 있는 상태입니다. 틀린 말을 하거나 제 마음대로 말을 하게 됩니다.

전실어 — 다른 사람의 말을 듣거나 이해하지 못할 뿐더러 자신도 말을 하지 못하는 상태를 가리킵니다.

실행은 손이나 발을 제대로 움직이지 못하여 숟가락질을 못하고, 물건을 쥐거나 옷을 입는 등의 동작을 제대로 하지 못하는 증상입니다.

실인은 사람을 알아보지 못 할 뿐 아니라 사물을 볼 수는 있어도 무엇인지를 판단하지 못하게 되는 것입니다. 몸의 왼쪽만 인식하는 경우도 있는데 이를 좌측반측공간 실인이라고 합니다.

④ 뇌혈전증의 증상

어느 날 아침에 눈을 떠 보니 반신이 마비되어 몸을 움직일 수 없게 되어 있는 증상이 뇌혈전증입니다. 낮에 활동할 때 일어나는 일은 드물고 대개 밤중에 자고 있을 때 나타납니다. 저혈압인 사람이나 혈압이 높지 않은 사람에게 나타나는 경우가 50퍼센트쯤 되며 대개 뇌출혈보다는 증세가 가벼운 편입니다. 두통이나 의식을 잃는 일은 드물고 있다 하더라도 증세가 가볍습니다. 마비도 천천히 진행되어 혀가 마비되어 발음을 잘 못하다가 몸 움직임이 어려워지며 시야가 반만 보이는 등의 순서로 진행됩니다.

⑤ 뇌색전증의 증상

뇌출혈과 같이 갑자기 발병하며 증상도 비슷합니다. 뇌혈전증과는 달리 굵은 혈관이 막히면 증상이 심하고 가는 혈관이 막히면 증상이 가볍게 나타납니다. 증상이 심하면 뇌부종이나 출혈성 경색 등이 더해져 일주일 안에 목숨을 잃기도 합니다.

⑥ 고혈압뇌증

넓은 뜻에서 뇌졸중으로 볼 수 있는 병으로 심한 두통이나 구토, 구역질이 나고 졸음이 오거나 시야가 흐릿하거나 의식이 몽롱하면서 혼수상태가 되는 등의 증상이 있습니다.

⑦ 일과성 뇌허혈발작

한쪽 손발에 갑자기 힘이 빠지거나 마비되어 하던 일을 제대로 하지 못하게 되었다가 몇 시간 안에 회복되는 등의 증세가 여러 차례 반복됩니다. 뇌경색의 전조 증상이 될 수 있으므로 주의가 필요합니다.

4
동양의학에서 본 중풍

우리나라와 중국의 옛 의학책에는 중풍에 대한 부분이 매우 많습니다. 치료법도 발달하여 별 후유증 없이 중풍을 고치는 처방이 많이 있습니다.

1) 중풍의 원인

이 병의 원인에 대해서는 여러 가지 얘기가 많습니다.

〈동의보감〉에 "열은 풍을 생산한다. 사람이 섭생과 정신 수양을 하지 못하여 심화(心火)가 몹시 타오르는 것을 신수(腎水)가 허쇠하여 제약하지 못하므로 음은 점점 허약하게 되고 양만 왕성하게 되어 열이 위로 거슬러 오르기 때문에 심신이 혼란 되고 근골을 쓰지 못하게 되고, 졸도하여 의식을 잃는 것이다. 심화를 타오르게 하는 원인은 흔히 5지(志)의 충동, 또는 울결이 지나친 경우에 초래한다. 그러므로 열은 본이고 풍은 표가 되는 것이다."라고 적혔습니다.

이밖에 옛 의학책에 적힌 것들이 많으나 총괄하여 요약하면 대략 다음과 같습니다. 첫째로 비정상적인 기후나, 나쁜 기운의 침입 등의 외부의 원인으로 인한 것, 둘째, 성행위를 너무 많이 하거나 절제 없는 생활을 하여 원기가 몹시 쇠약해졌기 때문에 오는 것, 셋째, 지나친 긴장으로 인하여 음양과 기혈의 평형이 무너져서 오는 것 등입니다. 이들 원인들은 서로 영향을 주고받으며 밀접한 관련이 있습니다. 〈황제 내경〉의 '조경론'에는 '피의 순환이 기와 병행하여 오르기만 하면 대궐(大厥)이 되고 대궐이 되면 급사(急死)하게 되는데 기가 다시 돌아오면 회생하나 돌아오지 못하면 회생하지 못한다'고 간단하게 적혔습니다.

〈금궤요략〉에는 '구안와사가 있고 근육과 피부가 든든하지 못한 것은 낙(絡)이 풍에 맞은 것이고, 반신불수가 되어 근골을 쓰지 못하는 것은 경(經)이 풍을 맞은 것이며, 의식이 혼미하여 대소변을 잘 보지 못하는 것은 부(腑)가 풍에 맞은 것이고, 정신이 혼미하여 인사불성아 되고 입술이 늘어지고 담연(淡然)이 흐르는 것은 장이 풍에 맞은 것이다'라고 적혔습니다.

2) 중풍의 명칭

졸도하여 의식을 잃은 것을 풍의(風懿)라고 하고, 왼쪽이나 오른쪽 반신을 쓰지 못하고 아프며 수척해지는 것은 편고(偏枯)라고 하며 아프지 않고 힘이 없어지는 것을 풍비라고 합니다. 이는 모두

〈천금방〉에서 나온 말입니다.

〈동의보감〉에는 중풍의 명칭에 대해 이렇게 나누었습니다.

"중풍의 명칭이 각기 다르다. 갑자기 까무러치는 것을 〈내경〉에는 격부라고 하였는데 졸중풍이라 한다. 이것이 최초의 증상이다. 구안와사가 있고 반신불수가 된 것을 〈내경〉에서는 편고(偏枯)라고 하였는데 세속에서는 좌탄우탄이라고 한다. 이것은 졸도 후의 증상이다. 혀가 뻣뻣하여 말을 못하고 입술을 거두지 못하는 것을 〈내경〉에는 풍비라 하였는데 세속에서는 풍의라 한다. 이것도 역시 졸도 후의 증상이다. 대체로 편고에 걸릴 때는 반드시 먼저 까무러치기 때문에 〈내경〉에서는 격부편고라고 하였다."

위에서 살펴본 바와 같이 중풍은 풍, 화, 기허, 습이 원인이 된다고 하였고 또, 외부의 풍사에 맞은 것과 담화가 속에서 발동한 것이라 하는 등 원인에 대한 서술이 일정하지 않습니다. 중풍은 일단 발작하면 돌연히 의식을 잃게 되는 것으로 보아 심장, 뇌수, 간 같은 정신에 관계되는 장기에 병변이 있는 것으로 짐작할 수 있습니다. 정신 작용에 관계되는 장기들에 병변을 만든 원인이 외부의 것으로는 7정 곧 기쁨, 슬픔, 노여움, 근심, 생각, 두려움, 놀라움 같은 것들이 지나치거나 담화, 성욕, 식욕 등에 일정한 영향을 받을 수 있습니다.

그러나 중풍의 주원인은 〈동의보감〉에 적힌 것과 같이 심화가 몹시 타오르는 것을 신수가 허쇠하여 제약하지 못하여 심화가 항진될 대로 항진하여 극도에 달하면 졸지에 의식을 잃고 사지를 쓰지 못하게 되는 것이라 할 수 있습니다. 심화가 항진되는 것과 신수가 허쇠되는 요인은 5지(五志)의 화가 충동 또는 응결된 것에 기인합니다. 5지의 화는 수양이 부족하면 조절하지 못하고 이것이 몹시 심하게 되면 기혈의 순환에 파문이 생겨 병이 생기고 병이 생기면 심장, 간, 뇌 등 정신작용에 관계되는 주요 장기에도 적지 않은 영향을 미치게 됩니다.

현대 의학에서도 졸도는 뇌일혈과 관계가 깊고 이는 고혈압으로 인한 것이며 동맥경화나 대뇌 동맥의 경화를 동반한다고 합니다. 고혈압은 정신의 과로나 근심 걱정, 답답함, 분노에서도 그 원인이 있고, 신수가 쇠약해지고 심혈은 소모되었을 때 나타나는 정충, 건망(健忘), 현훈 및 상기(上氣)등의 증상이 나타납니다. 이는 심과 신이 교류되지 못한 것 곧 심신불교(心腎不交)의 관계로 위는 성하고 아래는 허한 관계라는 이론으로 설명할 수 있습니다. 풍, 습, 담은 병조가 이미 형성되어 졸도를 일으킬 가능성이 있는 경우에 발병 조건이 될 수 있으나 직접 원인이라고 하기는 어렵습니다.

3) 중풍의 분류

중풍은 외풍, 내풍, 진중풍, 유중풍 또는 중락, 중경, 중부, 중장(中絡, 中經, 中府, 中臟) 및 중혈맥 등으로 구분합니다.

옛사람들은 크게 외풍 곧 진중풍(眞中風)과 내풍 곧 유중풍(類中風)으로 중풍을 구분하였습니다.

구안와사가 있고 근육과 피부가 든든하지 못한 것은 낙이 풍을 맞은 것이라 하여 중락(中絡)이라 하였고, 반신불수가 되어 근골을 쓰지 못하는 것은 경이 풍을 맞은 것이라 하여 중경(中經)이라 하였으며, 의식이 혼미하여 대소변을 잘 누지 못하는 것은 풍이 부

에 맞은 것이라 하여 중부(中腑)라고 하였고, 정신이 혼미하여 인
사불성이 되고 입술이 늘어지고 가래 섞인 침이 흐르는 것은 장이
풍을 맞은 것이라 하여 중장(中臟)이라 하였습니다.

4) 중풍의 증상

중풍의 특징은 갑자기 발병하는 데 있습니다. 발작할 무렵에 흔
히 머리가 무겁고 다리가 허전하며 어지럼증, 사지 마비, 두통, 수
면 장애 등이 있고, 또는 움직이면 숨이 차고 밤에 소변이 잦으며
심하면 말이 잘 안되는 등의 증상이 나타납니다. 이 같은 증상을
중풍의 전조 증상이라고 합니다.
중풍의 전조 증상이 나타날 때에 사람은 정신적으로 긴장하게
됩니다. 이때에 예방이나 적절한 치료를 하지 않으면 점차 혹은 곧
2단계인 발작으로 이어집니다.
발작은 흔히 처음에 갑자기 까무러쳐 의식이 혼미해지고, 아관
긴급 곧 이를 악물어 입을 벌리지 못하게 되며, 주먹을 꽉 쥐고 숨
을 쉴 때 코고는 듯한 소리가 나고, 혹은 눈을 감고 입을 벌리며 손
을 내젓고 오줌을 싸게 됩니다. 만일 이때에 죽지 않으면 점차 회
복되어 3단계에 들어가서 반신불수 또는 구안와사 같은 후유증이
남습니다. 후유증에는 여러 가지가 있습니다. 왼쪽이나 오른쪽 중
한쪽을 쓰지 못하고 아프며 여위는 것을 편고(編枯)라고 하고 아
픈 데는 없으나 힘이 없어서 사지를 못쓰는 것을 풍비라고 하며 혼
미하여 사람을 알아보지 못하면서 혀가 뻣뻣하여 말을 못하는 것
을 풍의(風懿)라고 합니다.

중풍의 변증에서 중요한 것은 상한론에서 말하는 태양 상품과는 구별해야 합니다. 반드시 까무러친 경우에만 중풍으로 진단할 수 있습니다.

5
뇌졸중은 이럴 때 잘 일어난다

1) 화장실에서 일 볼 때

화장실에서 뒤를 볼 때 힘을 주면 뇌졸중을 일으키기 쉽다고 흔히들 말합니다. 갑자기 힘을 주면 혈압이 올라갔다가 별안간 내려오므로 뇌출혈을 일으키기 쉽습니다. 특히 재래식 화장실은 웅크리고 앉는 자세로 뒤를 보기 때문에 힘을 세게 줄 수 있으므로 혈압이 더 높이 올라갈 수 있습니다. 또 화장실 안이 추운 것도 온몸의 혈관을 수축시켜 혈압이 올라가는 원인이 됩니다. 그러므로 뇌졸중의 위험 인자를 지닌 사람은 ① 화장실을 춥지 않게 하고 ② 뒤를 볼 때 힘을 무리하게 주지 않으며 ③ 지나치게 웅크리지 말아야 합니다.

2) 스트레스·과로

스트레스를 받거나 과로했을 때 중풍이 발병하거나 중풍의 원인이 되는 고혈압, 동맥경화, 고지혈증 등이 생길 수 있습니다. 일을 너무 무리하게 하지 말고 정신적인 긴장을 적절한 방법으로 푸는 지혜가 필요합니다. 스트레스나 과로로 인해서 뇌경색을 일으키는 경우가 드물지 않습니다.

3) 목욕

혈압이 높은 사람은 갑자기 뜨거운 물이나 차가운 물에 들어가는 것을 피하는 것이 바람직합니다. 혈압이 갑자기 높아져서 뇌출혈을 일으키기 쉬워집니다.

몸이 갑자기 차갑게 되면 자율신경이 체온을 빼앗기지 않기 위해서 몸표면의 혈관을 수축시킵니다. 그렇게 되면 혈압은 반사적으로 높아집니다. 추울 때는 혈압이 높지 않은 사람도 혈압이 올라가는 만큼 고혈압인 사람은 특히 조심해야 합니다.

옷을 벗을 때에도 춥지 않도록 하고 목욕물에 들어갈 때도 먼저 물을 몸에 끼얹은 다음 약간 미지근한 상태인 39~40도의 물에 천천히 들어가도록 하는 것이 좋습니다.

4) 성행위

성행위 도중에 뇌졸중을 일으키는 사람이 더러 있습니다. 이는 남자들한테 주로 많이 나타나고 뇌졸중 중에서도 특히 지주막하 출혈과 뇌출혈이 많습니다.

과도한 성행위는 고혈압, 동맥경화의 원인도 되거니와 뇌출혈로 인한 복상사는 혼외 성교 때 일어나는 일이 많은 만큼 외도를 하지 않는 것이 중풍을 예방하는 방법이기도 합니다.

그러나 부부 사이의 성행위는 별로 위험이 없다는 것으로 나타나 있습니다. 다만 술을 마셨을 때는 성행위를 하지 않는 것이 바람직합니다.

5) 고혈압·술·심장병

음주나 외상(外傷), 혈압이 갑자기 떨어지는 것이 뇌졸중의 원인이 될 수 있습니다.

심장의 부정맥이 있는 사람이 술을 마시면 뇌전색을 일으킬 수 있고, 교통사고 등으로 머리에 상처를 입었을 때에도 뇌출혈이 생길 수 있습니다.

골프를 치거나 격렬한 운동을 하다가 뇌졸중이 생기는 사람도 있고, 고혈압을 치료하는 중에 혈압이 갑작스레 낮아져서 혈액순환이 나빠져서 뇌졸중을 일으키는 수도 있습니다.

6

뇌졸중을 일으킬 수 있는 위험 인자들

1) 고지혈증

 고지혈증은 몸 안에 지방질이 너무 많은 상태를 말합니다. 지방은 우리 몸 속에 여러 가지 형태로 존재하며 그 종류도 많습니다. 이 가운데서 특히 뇌동맥경화와 관련이 있는 것은 지방산, 그리고 과산화지질 같은 것들입니다.

콜레스테롤은 생명을 유지하는 데 필수 불가결한 요소 가운데 하나이기도 한데 콜레스테롤에는 좋은 것과 나쁜 것의 두 가지가 있습니다.

콜레스테롤 같은 지방은 혈액에는 녹지 않고 단백질과 결합한 형태로 녹는데 이를 지단백이라고 합니다. 이중에서 동맥벽에 붙어서 동맥경화를 일으키는 것을 LDL콜레스테롤(저비중 지단백)이라고 하는데 이것이 나쁜 콜레스테롤이라고 부르는 것이고, 다른 한가지는 동맥벽에 붙은 콜레스테롤을 제거하는 HDL콜레스테롤(고비중 지단백)로써 좋은 콜레스테롤이라고 부르는 것입니다.

HDL콜레스테롤이 많으면 동맥경화가 진행되지 않고, 오히려 동맥경화를 치료하는 작용이 있습니다. 반대로 LDL콜레스테롤이 많으면 동맥경화가 심해지게 됩니다.

혈액 속의 중성 지방질도 뇌졸중과 관련이 있는 것으로 알려져 있습니다. 그러나 이들 지방질과 뇌졸중과의 관계에 대해서는 아직 밝혀지지 않은 부분들이 많습니다. 아무튼 좋은 콜레스테롤이 적고 중성 지방이나 나쁜 콜레스테롤이 많은 사람은 뇌졸중을 일으키지 않도록 세심한 주의를 해야 할 뿐 아니라 적절한 치료를 하는 것이 바람직합니다.

2) 고혈압

고혈압은 뇌졸중의 근원이라고 할만큼 뇌졸중을 일으킬 수 있는 가장 큰 위험 인자입니다. 뇌출혈이나 뇌경색이 일어날 위험은 혈압이 높을수록 더 커진다는 것이 여러 학자들의 연구 결과 증명되었습니다.

혈압은 혈관이 수축할 때의 혈압인 최고 혈압과 확장할 때의 혈압인 최저 혈압으로 나눕니다. 대개 최고 확장기의 혈압이 160밀리미터 이상, 또는 최저 혈압이 95밀리미터 이상일 때를 고혈압이라 하는데, 그 어느 쪽이 높아도 뇌졸중이 일어나기 쉬우며 특히 확장기의 혈압이 높을 때 더 위험이 큽니다.

혈압이 높은 사람이 적절한 치료를 받지 않고 오래 방치하여 고혈압이 오래 지속되면 뇌동맥경화가 생겨 이윽고 혈관이 터져 뇌출혈이 되던가 혈관이 막혀 뇌경색이 될 수 있습니다.

　수축기 혈압과 확장기 혈압이 모두 높은 상태에서 아무런 치료를 받지 않는 사람은 3분지 2나 4분지 3이 뇌출혈이나 뇌경색을 일으킬 가능성이 있는 것으로 통계에 나타나 있습니다.

고혈압의 진행과 인체의 각 장기의 변화

　제1기 — 고혈압만으로 심장 혈관에 어떤 객관적인 변화가 나타나지 않는 상태입니다.

　제2기 — 고혈압으로 인한 심혈 관계의 비대나 심전도에 변화가 나타나지만 기질적 변화는 없는 상태입니다. 안저(眼底)에 사행성(蛇行性)이 보이고 혈관 비대가 나타납니다.

　제3기 — 고혈압으로 인한 심혈 관계의 장애로 여러 가지 증상이 나타나는 상태입니다. 심장에서는 심부전이나 동맥경화로 인한 허혈성 심장 질환, 뇌에서는 뇌졸중 발작과 일과성 발작, 고혈압성뇌증, 안저 출혈, 백반, 전색, 망막 부종, 신장 기능 저하 및 단백뇨가 나타납니다.

3) 당뇨병이나 심장병

　당뇨병이 있는 사람, 또는 혈액 중에 당질대사 이상이 있는 사람은 특히 뇌경색이 될 위험이 큽니다. 당질대사 이상이 동맥경화를 가져오기 때문입니다.

　또 심장병이 있는 사람이나 과거에 심장 질환을 앓았던 사람, 심전도에 이상이 있는 사람도 그렇지 않은 사람보다 뇌경색에 걸릴 위험이 높습니다. 특히 심방세동이라 하여 심장의 박동이 고르지 않으면서 빠르고 맥박이 불규칙해지는 사람은 그런 증상이 없는 사람보다 두 배 이상 뇌전색에 걸리기 쉽다고 합니다.

심장병이 있으면 심장에 작은 혈전이 생기기 쉽고, 이 혈전이 뇌로 올라가 뇌전색을 일으키기 쉽게 되며, 심장의 동맥경화와 뇌의 동맥경화가 심방세동의 원인이 되는 것에서 그 이유를 찾을 수 있습니다.

4) 비만증

비만 그 자체가 뇌졸중의 원인이 되는 일은 거의 없지만 뚱뚱한 사람은 고혈압이나 당뇨병, 심장병 등에 걸리기 쉬우므로 비만하면서 이런 병을 지니고 있는 사람은 뇌졸중에 걸릴 위험이 높습니다.

5) 담배

담배는 폐암의 주요 원인이 될 뿐만 아니라 뇌졸중이나 허혈성 심장 질환을 일으키는 데에도 밀접한 관련이 있습니다.

하루에 담배를 한 갑씩 피우는 사람은 피우지 않는 사람보다 협심증과 심근경색은 2배, 돌연사는 5배나 많다는 통계가 나와 있습니다. 뇌졸중과의 관계는 명확치 않으나 심장에 해롭다는 것과 관련시켜 당연히 위험 인자에 포함시키는 것이 옳습니다.

담배가 심장병과 뇌졸중에 미치는 나쁜 영향은 ① 혈액의 점성을 높여 혈액 유통을 나쁘게 하는 것입니다. 피는 물과는 달리 끈적끈적한 점성을 지니고 있는데, 담배의 니코틴산은 혈액의 점성을 높여 더 끈적끈적하게 만들어 혈액 흐름이 나빠져서 혈관 속에서 굳어지게 합니다. ② 담배의 니코틴산은 혈액 속에 있는 혈관 작동 물질인 아민에 작용하여 혈관을 수축시킵니다. 아민이라는 물질은 혈관의 수축과 확장을 조절하는 물질인데 그 기능이 강화되면 혈관이 수축되어 가늘어져서 혈액이 잘 통과할 수 없게 됩니다. ③ 담배를 피울 때 일산화탄소가 생기는데 이 일산화탄소가 혈액을 통해 몸 속의 각 장기로 들어갑니다. 일산화탄소는 산소를 쫓아내고 헤모글로빈과 결합하는 성질이 있습니다. 그러므로 산소를 가장 많이 필요로 하는 뇌에 일산화탄소 때문에 산소가 부족하게 됩니다.

담배는 백해무익합니다. 담배를 많이 피우는 사람일수록 뇌졸중에 많이 걸린다는 통계가 있고, 담배를 많이 피워서 뇌졸중에 걸린 사람은 그 증상이 훨씬 심각하게 나타난다는 보고도 있습니다.

6) 술

술을 마시면 얼굴이 붉어지는 사람이 있는데 이것은 알코올이 말초 혈관을 확장하기 때문입니다. 알코올은 혈관을 넓혀 혈액순환을 좋게 하는 작용이 있습니다. 그러나 이것은 술에 취해 있을 때만 그런 작용이 있을 뿐이고 술에서 깨어난 뒤에는 혈액순환이 오히려 더 나빠집니다.

외국에서는 뇌출혈의 하나인 지주막하 출혈이 술을 많이 마시는 날, 곧 토요일이나 일요일에 많이 발생한다는 통계가 있습니다. 또 술을 마시는 사람은 뇌경색을 일으키기도 쉬우며 술을 적게 마시는 사람에도 마시지 않는 사람보다는 뇌졸중을 일으킬 위험이 훨씬 높습니다.

7) 가족 중에 뇌졸중 환자가 있을 때

뇌졸중 환자의 부모나 조부모 또는 형제들에게 중풍이나 고혈압이 발견되는 경우가 흔히 있습니다. 통계를 보면 혈관 계통의 순환 기계 질병은 상당 부분이 유전되는 것으로 나타나 있습니다.

대개 혈압이 높은 가계에 속한 사람은 선천적으로 나트륨 성분 같은 것이 세포 속에 남아 있어서 수분을 세포 속으로 끌어들이고 혈관벽이 늘어나서 말초 혈관의 저항이 커져서 혈압이 높아진다고 합니다. 혈압이 높은 가계에서 태어난 사람들은 일찍부터 체질을 바꾸어서 유전적 소인이 뇌졸중 발병과 연결되지 않도록 해야 할 것입니다.

뇌졸중 예방 점검표

　뇌졸중은 특별한 사람만이 걸리는 것이 아니라 누구에게라도 걸릴 가능성이 있습니다. 어떤 사람이든지 나이가 들면 혈관이 노화하여 동맥경화가 올 수 있습니다. 그러므로 50세 이상인 사람은 늘 조심해야 합니다.

① 날마다 나타나는 증상
· 머리가 무겁거나 상기(上氣)되거나 한다.
· 목뒤, 목덜미 부위가 굳어지고 아프다.
· 눈이 가끔 흐리고 눈앞에 검은 점이 떠다니다가 사라진다.
· 시야에서 왼쪽 반이나 오른쪽 반이 안 보인다.
· 가끔 몸이 흔들리고 현기증이 난다 .
· 좌우 또는 한쪽에 귀울림이 있다.
· 손발이 마비될 때가 있다.
· 양손이 떨린다.
· 혀가 잘 안 돌아갈 때가 있다.
· 무엇을 마실 때 숨이 막힐 때가 있다.
· 입으로 침을 가끔 흘린다.
· 혀를 잘 움직일 수 없고 앞으로 내밀기도 어렵다.
· 찬 것, 뜨거운 것에 대한 손발의 감각이 무딜 때가 있다.
· 갑자기 팔다리에 힘이 없고 넘어지거나 물건을 떨어뜨리거나 한다.
· 건망증이 심해졌다.

② 과거에 있던 질병
· 혈압이 높은 적이 있다.
· 콜레스테롤이나 중성 지방이 높다는 진단을 받은 적이 있다.
· 혈당이 높고 당뇨병에 걸린 적이 있다.
· 심장비대 또는 부정맥이 있다.
· 통풍이 있다.

토종의학 난치병 다스리기

· 갑상선기능 저하증이 있다.
· 안저 출혈이 있다.
· 비만증이 있다.

③ 좋아하는 음식과 습관
· 짠 음식을 좋아한다.
· 기름에 튀긴 것을 잘 먹는다.
· 대식가인 편이다.
· 단 것을 좋아한다.
· 설탕이 든 커피나 홍차를 많이 마신다.
· 담배를 하루 한 갑 이상 피운다.
· 술을 많이 마시는 편이다.

④ 생활
· 밤샘이 잦고 생활에 질서가 없다.
· 잠을 잘 못 이루고 만성적인 수면 부족 상태이다.
· 운동을 거의 하지 않는다.
· 정신적 긴장이나 스트레스가 많은 편이다.

　　위의 점검표 중에서 ① 에 해당하는 증상이 몇 개 있고 ②③④
에도 해당하는 항목이 있을 때에는 반드시 뇌졸중을 예방할 수 있
는 적절한 조치를 해야 합니다. 이 점검표는 자기 스스로 평가하는
것보다는 부인이나 다른 사람이 객관적으로 평가하도록 하는 것이
더 정확할 수 있습니다.

7
뇌졸중으로 쓰러졌을 때의 응급처치

뇌졸중 발작으로 쓰러졌다고 생각될 때 맨 먼저 취해야 할 조치는 안정시키는 것입니다. 옛 의학책에는 어떤 곳에서 쓰러지더라도 거기서 움직이지 말고 그 장소에서 안정시키는 것이 좋다고 하였는데 그것은 잘못된 것입니다. 외출 중에 넘어졌을 때는 구급차를 부르고, 화장실에서 쓰러졌을 때에는 두 사람 이상이 머리를 움직이지 않도록 주의하면서 자리에 옮겨 눕혀야 합니다.

토할 때에는 토한 음식물이 기도를 막지 않도록 살며시 옆으로 눕힙니다. 이때 마비된 쪽을 위로 하고 마비되지 않은 쪽을 밑으로 하는 것이 중요합니다. 베개는 낮은 것을 써야 하는데 이는 호흡곤란과 이상 호흡을 막기 위해서입니다. 그 다음에는 환자의 증상을 세심하게 파악하여 의사에게 알려야 합니다.

응급 처치 요령

① 화장실이나 문 앞에서 쓰러졌을 때에는 두 사람 이상이 환자의 몸을 받쳐들고 방안으로 옮깁니다. 한사람은 머리를 받쳐 목이 앞으로 숙여지지 않도록 주의합니다.
그러나 구토를 할 때에는 마비된 쪽을 위쪽으로 가게 옆으로 눕혀 토하기 쉽도록 합니다. 바로 누운 자세로 토하면 토한 음식물이 기도를 막아 질식사할 위험이 있습니다.
② 집안에서 쓰러져 다른 방으로 옮길 때에는 시트나 모포를 밑에 깔고 끌거나 어깨나 허리 부분을 잡고 약간 들어올려서 한사람이나 둘이서 옮길 수도 있습니다.
③ 옮겨 눕힐 방은 조용하고 온도가 일정하게 유지되는 곳이어야 합니다. 이불은 너무 가볍지 않은 것으로 덮어 주고 베개는 낮은 것을 씁니다. 숨을 잘 쉴 수 있도록 목을 쭉 펴 있는 상태가 되도록 합니다.
④ 오줌을 누는지 잘 살펴보고, 이부자리를 깨끗하게 해야 합니다. 오줌이 안 나올 때도 많은데 이때는 오줌이 방광 안에 차 있어서 환자의 숨이 거칠어지거나 몸부림을 치는 수가 있습니다.
⑤ 열이 심하게 날 때에는 머리를 차게 해 주고, 양 겨드랑이에 얼음주머니를 채워서 열이 내려가도록 해 줍니다. 열이 없고 다리가 시리다고 할 때에는 따뜻한 물주머니로 덥혀 줍니다. 마비된 다리는 감각이 없으므로 너무 뜨거워 화상을 입지 않도록 주의해야 합니다.
⑥ 환자가 숨을 제대로 못 쉴 때는 어깨 밑에 베개를 넣어 받쳐 주어서 목이 쭉 뻗은 자세가 되게 하여 숨쉬기 쉽도록 합니다.
⑦ 지주막하 출혈은 뇌출혈일 때보다 더 안정을 잘 해야 합니다. 발작한 그 날 재출혈할 위험이 높으므로 절대안정이 필요합니다. 간신히 서서 화장실에 가다가 재발하는 일이 흔하므로 조심해야 합니다. 또 뒤를 볼 때 힘을 주지 않도록 해야 합니다. 너무 힘을 주면 혈압이 상승하여 재출혈할 가능성이 커집니다.

중풍 초기에는 뇌손상으로 인한 2차 감염이 생기지 않도록 주의하고 각 신체의 기능을 잃지 않도록 보호하는 것이 중요합니다. 중풍은 발병 초기에 적절한 약을 쓰면 거의 대부분 후유증이나 재발의 위험 없이 완치할 수 있습니다.

　그러므로 뇌졸중으로 쓰러졌을 때에는 치료 시기를 늦추지 말고
즉시 치료약을 쓰도록 해야 합니다.

8
뇌졸중 다스리는 처방

1) 모든 중풍을 고치는 처방

· 적하수오   1.125 그램
· 백하수오   1.125 그램
· 천마 650 그램
· 원방풍   450 그램
· 강활 225 그램
· 백강잠(법제한 것) 225 그램
· 원지 225 그램
· 오갈피   675 그램
· 백복신   225 그램
· 석창포   〃
· 구기자   〃
· 당귀   〃
· 천궁   〃
· 진범   〃

- 대파극   "
- 우담남성   "
- 위령선   "
- 집오리   1마리 (털과 똥만 빼내고 씁니다.
- 굵은파   25뿌리
- 밭마늘 굵은 것 반접, 자잘한 것 반접
- 다슬기(민물고둥) 6리터
- 동쪽으로 뻗은 솔뿌리 2근
- 생강 1.5근(9백 그램)
- 전갈 가루 (생강으로 두 번 법제한 것) 2그램씩 1번 복용할 때마다 약물에 타서 복용합니다.

2) 가벼운 중풍에 쓰는 처방

약재의 분량이 많고 달이기가 불편할 때에는 약재를 나누어 하루 1첩씩 달여서 복용해도 효과를 볼 수 있습니다. 아래의 약재에 물을 3~4배쯤 붓고 5~6시간 동안 약한 불로 끓여서 우러난 물을 복용합니다. 하루 두 번 아침 저녁으로 우러난 물을 식전에 복용합니다. 증세가 약간 가벼운 중풍 발작에 씁니다. 한 첩(1일분)분의 약재와 분량은 다음과 같습니다.

- 적하수오   19 그램
- 백하수오   19 그램
- 천마 9 그램
- 원방풍   7.5 그램
- 원지 3.8 그램
- 강활 3.8 그램

· 백강잠(생강으로 법제한 것)3.8 그램
· 오갈피   11.5 그램
· 백복신   23 그램
· 석창포   3.8 그램
· 구기자   〃
· 당귀 〃
· 천궁 〃
· 진범 〃
· 대파극   〃
· 우담남성   〃
· 위령선   〃
· 생강 5쪽
· 전갈 가루(생강으로 법제한 것) 2그램 (한번 복용할 때마다 약물에 타서 복용합니다)

3) 약 달이기와 복용법

중풍은 발작 직후에 약을 쓰면 거의 틀림없이 아무런 후유증 없이 회복됩니다. 3일 이내에 쓰면 효과가 매우 빨라 3~4일 뒤부터 차츰 몸의 마비된 부분이 풀리기 시작하여 일주일에서 열흘쯤이면 거의 완전하게 회복됩니다. 늦더라도 발병한 지 1주일에서 열흘 안에 약을 복용하면 거의 모두 회복됩니다. 그러나 한달 이상이 지나면 효과가 현저히 떨어집니다.

발병한지 두 달 이상 된 뇌졸중은 치료에 시간이 오래 걸리고 6개월이 넘은 경우에는 퍽 힘이 듭니다. 그러므로 중풍은 발병한 후에 할 수 있는 한 빨리 약을 써야 합니다.

환자가 입을 악물고 있어서 입을 벌릴 수 없을 때에는 입을 억지로 벌리고 숟가락으로 조금씩 떠서 목구멍으로 넘기도록 하고 환자가 의식이 없더라도 기도가 막히지 않도록 조심스럽게 떠 먹여야 합니다. 이런 경우도 효과가 있습니다.

좋은 약재를 고르는 요령

좋은 약재를 써야 효능이 높은 약재를 만들 수 있습니다. 품질이 나쁘거나 오염된 약재를 쓰면 병 치료에 도움이 되기는 커녕 오히려 몸에 해로울 수도 있습니다. 그러므로 약성이 높고 품질이 좋은 약재를 구하는 일은 무엇보다도 중요합니다.

지금 우리나라에 유통되고 있는 약재는 거의 대부분 중국에서 수입한 것들입니다. 값이 싸고 종류도 풍부한 중국산에 밀려 국산 약재는 거의 찾아보기도 힘든 지경이 되었습니다.

그런데 대부분의 중국산 약재는 우리나라에서 난 것에 견주어 약효가 형편없이 떨어집니다. 이것은 중국이 우리나라와는 기후와 토양이 달라서이기도 하고 또 우리나라에 들어오는 것들이 대개 오래 묵은 것들이기 때문이기도 합니다. 게다가 중국산 약재는 수입하는 과정에서 방부제, 살충제, 살균제 같은 농약을 많이 뿌리므로 병을 고치려고 먹은 약이 오히려 우리 몸에 해가 되는 수도 있습니다.

중풍 치료에 들어가는 약재는 반드시 우리나라에서 난 것을 써야 제대로 효험을 볼 수 있습니다. 우리나라에서 난 것 중에서도 재배한 것이 아닌 자연산을 써야 기대하는 만큼 효험이 나타납니다. 우리나라에서 나지 않는 전갈 같은 것을 빼고는 모든 약재를 우리나라에서 난 것을 써야 합니다. 하수오, 천마, 방풍, 강활, 석창포, 구기자 등을 국산과 중국산을 견주어 보면 우리나라에서 난 것이 약효가 훨씬 높게 나타납니다.

직접 산에 가서 구하거나 시골에 사는 사람, 약초 가게 또는 약초 꾼에게 부탁해서 품질 좋은 국산 약재를 구하는 것이 병을 고치는 데 가장 중요합니다. 구하기 어렵고 값이 비싸다 할지라도 우리나라에서 난 자연산 약재를 써야 병을 치료하는 데 효과적입니다.

약 달이는 법

중풍 처방에 들어가는 약재 스물 네 가지를 각각 정해진 분량대로 가마솥에 넣고 약재를 모두 합친 부피의 3~4배쯤 물을 붓고 열을 가하여 끓입니다. 장작불로 끓이는 것이 제일 좋으나 가스불로 끓여도 괜찮습니다. 물이 끓기 시작하면 불을 약하게 낮추어 놓고 24시간쯤을 달입니다.

대개 약은 약한 불로 오래 달여야 약재 속에 들어 있는 성분들이 고루 우러나오고 독성이 약해집니다. 센 불로 급하게 달이면 약성분들이 제대로 우러나오지도 않을 뿐더러 약재 속에 들어 있을 수도 있는 중금속이나 농약 성분 같은 것들이 우러나올 수 있습니다. 옛 의학책에는 오동나무 숯불로 달이는 것이 제일이라고 했습니다. 오동나무 숯은 불힘이 약하면서도 은은하게 오래 타기 때문입니다. 아무튼 약한 불로 오래 달이는 것이 좋은 약을 만드는 비결입니다.

24시간쯤 달여 약성분이 충분히 우러나오면 약찌꺼기들을 건져내고 남은 물을 다시 은은한 불로 24시간쯤 졸여 진하게 농축시킵니다. 이때 주의할 것은 절대로 약재 찌꺼기를 짜내서는 안된다는 것입니다. 약재 찌꺼기를 건져 체에 걸쳐서 밑으로 흐르는 물만 받아서 쓰고 찌꺼기는 버립니다. 약재 찌꺼기를 짜면 약재 찌꺼기 속에 들어 있는 좋지 못한 성분이 빠져나올 수 있기 때문입니다.

24시간쯤 졸여 약간 걸쭉할 정도가 되면 다 달여진 것입니다. 이를 한약 포장팩에 담거나 병에 나누어 담아서 냉장고에 보관합니다. 이 책에 적힌 분량대로 약을 달여서 1백20cc한약 포장팩으로 60개쯤 나오면 적당하게 된 것입니다. 하루에 아침저녁으로 두 개씩 한 달쯤 복용할 분량입니다.

포장 팩에 담은 약재는 꼭 중탕으로 30분쯤 끓여서 냉장고나 햇볕이 들지 않고 서늘한 곳에 보관합니다. 팩에 담은 약을 한번 더 끓이는 이유는 그렇게 해야 완전히 멸균되어 오래 두어도 변질되지 않기 때문입니다.

약 달일 때 주의해야 할 것은, 약 달이는 도중에 물이 모자라서 더 부어야 할 때에는 반드시 뜨거운 물을 부어야 한다는 것입니다. 그러므로 미리 뜨거운 물을 준비해 두는 것이 좋습니다. 끓는 약물에 갑자기 찬물을 부으면 약성이 상당히 줄어듭니다. 또 달일 때 쓰는 물은 수돗물 같은 것은 피하고 오염 안된 생수나 지하수를 쓰는 것이 좋습니다.

약을 달이는 데는 정성이 많이 듭니다. 만약에 달이는 시간을 제대로 지키지 않거나 방법을 정확하게 지키지 않으면 약효가 떨어집니다.

약물의 보관
팩에 담은 약물은 냉장고의 냉장실에 두고 보관합니다. 햇볕이 들지 않고 서늘한 곳에 그냥 두어도 여간해서는 상하지는 않습니다. 한달 이상 보관할 때에는 한 달에 한번씩 30분 이상 중탕으로 봉지째 끓입니다.

복용법

약봉지 1개씩을 하루 2번 아침저녁으로 복용합니다. 밥먹기 30분전에 복용하되 생강으로 법제한 전갈 가루 2그램씩을 약물에 타서 복용합니다. 웬만한 중풍은 발병하고 나서 10일 이내에 약을 쓰면 대부분 회복됩니다. 몸에 완전히 회복될 때까지 복용하도록 합니다. 만약 한 달 동안 완전히 마비된 부분이 풀리지 않으면 약을 한 번 더 달여서 완전히 풀릴 때까지 복용합니다. 그러나 그런 경우는 몹시 드뭅니다.

약을 먹을 때 피해야 할 것들

술을 마시거나 담배를 피우지 말아야 합니다. 돼지고기, 닭고기, 밀가루 음식, 두부, 땅콩, 날음식, 논두, 오이, 커피, 청량음료, 인스턴트 시품 등을 먹지 말아야 합니다. 그리고 어떤 종류의 성관계도 피해야 합니다. 이같은 금기 사항을 어기면 약효를 기대할 수 없습니다.

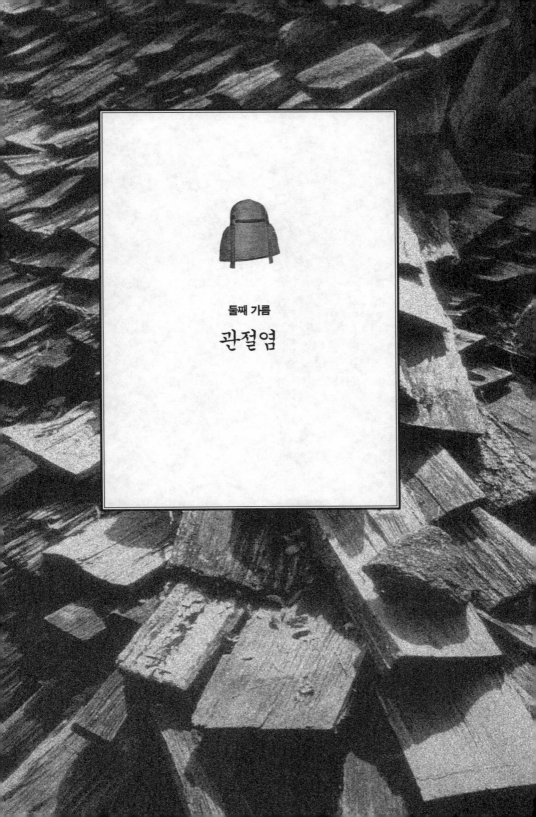

둘째 가름

관절염

1
관절의 구조와 하는 일

관절염은 많은 사람, 특히 40~50대의 여성들에게 공포의 대상이 되고 있는 무서운 병입니다. 오늘날까지 관절염의 원인과 치료법이 알려지지 않았습니다. 관절염, 신경통, 디스크, 산후풍 같은 병들은 하나같이 고통이 극심하면서도 이렇다 할 치료법이 없고 환자와 주위의 가족들에게 심한 절망감과 스트레스를 안겨다 줍니다.

관절염은 단순한 한가지 질병이 아니라 그 종류가 백 가지가 넘습니다. 관절염은 관절 부위에 염증이 생기는 병으로 관절 부위에만 있는 병이 아니라 여러 가지 전신 증상이 나타나는 전신 질환입니다.

관절은 두 개의 뼈가 만나서 움직이는 부분으로 여섯 가지의 부분으로 구성되어 있습니다. 관절의 구조와 기능은 이렇습니다.

연골

연골은 뼈의 끝을 덮고 있는 끈끈한 물질로 관절을 움직일 때 생기는 뼈와 뼈 사이의 충격을 완화하고 관절을 보호합니다.

활액막과 활액낭

관절의 주위에는 관절을 보호하는 윤활제인 활액과 활액낭이 있습니다. 이 활액은 기름보다 몇 배 뛰어난 윤활유의 기능을 합니다. 활액을 분비하는 주머니인 활액낭은 활액막으로 둘러싸여 있습니다.

점액낭

점액낭은 관절의 일부는 아니지만, 관절 마디에 활액과 비슷한 역할을 하는 액체를 분비하는 작은 주머니입니다. 관절 주위의 근육과 근육 사이, 근육과 뼈 사이에 붙어 있으면서 관절이 운동을 할 때 점액을 분비하여 잘 움직일 수 있게 합니다.

근육

근육은 뼈를 움직이게 하여 몸을 움직이게 하는 조직입니다. 근육은 섬유질로 되어 있어 신축성과 탄력성이 뛰어납니다.

인대

인대는 뼈와 뼈를 부착시키거나 관절의 표면막을 이루는 매우 짧고 단순한 섬유질의 끈입니다.

류마티스 관절염과 골관절염의 비교

병리	류마티스 관절염	골관절염
병이 생기는 부위	혈액막의 염증, 뼈의 파괴, 인대, 연골활액막 손상	연골 퇴화, 뼈의 변성
병이 생기는 관절	대칭성-손가락, 손목 같은 작은 관절에서 먼저 다발성으로 나타남	편측성일 수도 있으며 대개 무릎 관절, 고관절에서 먼저 발생
특징과 증상	전신 질환-활액막염으로 관절 부위가 부어오르고 통증이 오며 인대가 약해지고 연골이 파괴되어 관절염이 좁아지며 뼈가 침식되고 변형됨	국소증상-연골이 닳아 없어지고 골증식으로 변형된 뼈가 생겨나며 골이 비대해짐.
장기예후	급격히 나빠지지 않음-뼈의 변형과 침식이 천천히 일어남	통증이 약하기도 하고 심하기도 하며 증상이 다양함. 심하면 불구가 되기도 함
발병 연령	20대 이후의 성인, 사춘기 가까운 어린이	45~90세 노년층, 대부분의 노인들에게 나타남
성	여성이 75% 차지	남성, 여성 모두에게 발생
유전	여성이 유전자에 민감함	손가락에 혹이 생기는 가족 특유의 병증상이 나타날 수 있음
검사	류마티스인자(80%) 혈액검사, ×선, 관절액검사	×선
치료	약물치료.자연요법으로 대부분 완치됨	약물요법.자연요법으로 대부분 완치됨

세계에서 가장 흔한 병 ─ 관절염

관절염은 우리나라에서 제일 흔한 병입니다. 전체 인구의 10퍼센트 곧 열 사람 중에 한 사람은 관절염을 앓고 있다는 통계가 나와 있습니다. 우리나라뿐만 아니라 세계에서도 제일 흔한 병이 관절염입니다. 세계 인구의 4~7퍼센트가 관절염을 앓고 있습니다. 우리나라에서만 대략 4백만 명이, 전세계적으로는 수억 명이 관절염으로 고통을 받고 있습니다.

관절염은 가장 흔한 병이면서도 고치기도 가장 어려운 편이며 아직까지 그 원인도 제대로 밝혀지지 않은 이상한 병입니다. 증세도 다양하고 잘 낫는 것이 있고 여간 해서는 안 낫는 것도 있습니다.

관절염 환자는 주위에서 쉽게 만날 수 있습니다. 수십 년이나 관절염을 앓으며 좋다는 병원을 다 가보고 좋다는 약을 다 먹어 봤지만, 치료받을 당시만 증세가 호전되었을 뿐 결국 고치지 못하고 재산만 탕진한 사람이 적지 않습니다. 관절염 중에서도 특히 류마치스관절염은 일반적으로 치료가 거의 불가능한 것으로 인식되어 있습니다. 어느 한 통계에 따르면 전체 관절염 중 30퍼센트쯤은 치료를 하면 별 무리 없이 잘 낫고, 또 30퍼센트쯤은 치료를 하면 좋아졌다가 치료를 그만두면 다시 나빠지기를 거듭하며, 나머지 30퍼센트쯤은 어떤 치료법이나 약을 써도 전혀 효과를 보지 못한다고 합니다.

관절염은 직접 생명을 빼앗지는 않지만 몹시 고통스럽고 귀찮은 질병입니다. 그 고통은 겪어 본 사람이 아니면 상상할 수 없을 만큼 끔찍합니다.

요즈음은 갖가지 공해와 환경오염, 식생활의 변화, 불안과 스트레스 같은 것으로 인해서 관절염 환자가 늘어나고 있습니다. 관절염은 한 인생이나 가정을 완전히 망쳐 버릴 수 있을 만큼 무서운 병입니다. 그러나 관절염, 신경통, 산후통, 디스크 등이 불치병은 아닙니다. 올바른 치료법을 찾으면 어떤 관절염이건, 증상에 따라 치료가 가능합니다. 수년 동안 관절염을 앓으며 온갖 치료법을 다 써보았으나 신통한 효과를 보지 못한 사람, 관절의 통증으로 걸음도 걸을 수 없고 화장실에도 갈 수 없어 앉은뱅이와 다름없게 된 사람이라 할지라도 고칠 수 있는 방법은 반드시 있기 마련입니다. 지은이는 여러 해 동안 관절염, 디스크, 산후통, 신경통 환자를 수도 없이 치료하였는데, 그들 중 일부를 제외하고는 많은 효과를 보아 왔습니다. 하였는데, 낫지 않는 경우를 거의 보지 못했습니다.

이 책에서는 관절염, 디스크, 산후통, 신경통을 동시에 깨끗하게 고칠 수 있는 방법을 알고 있는 대로 모두 밝히려고 합니다. 그리하여 어떤 환자든지 병원이나 한의원을 찾지 않고 집에서 스스로 약을 만들어 복용하고 식이요법, 운동요법을 실시하여 자기 병을 자기 스스로 고칠 수 있게 도와주려 합니다.

2
관절염의 종류와 증상

관절염이란 한마디로 표현하면 관절에 염증이 생긴 것을 말합니다. 염증은 세균으로 인해 생길 수도 있고, 자극성 있는 물질과 접촉했을 때 생길 수도 있으며, 혈액 속에 있는 어혈이 뭉쳐서 생길 수도 있습니다. 세균으로 인해 생기는 것을 유균성 염증이라 하고, 다른 원인으로 생기는 것을 무균성 염증이라고 부릅니다. 유균성 염증은 화농하여 고름이 생기는 특징이 있고 무균성 염증은 고름이 생기지 않습니다.

유균성 관절염에는 단순한 화농성 관절염이나 결핵성 관절염 같은 것이 있고, 무균성 관절염에는 퇴행성 관절염, 류마티스성 관절염, 통풍성 관절염 등이 있습니다. 이들 가운데서 제일 흔하게 생기는 것이 퇴행성 골관절염과 류마티스성 관절염입니다.

1) 퇴행성 관절염

퇴행성 골관절염은 가장 흔히 볼 수 있는 관절염입니다. 60세 이상의 여성의 35퍼센트쯤이, 남성은 15퍼센트쯤이 퇴행성 관절염을 앓고 있다고 합니다. 남자보다 여자가 훨씬 많이 걸리고 나이가 많을수록 많이 걸립니다.

퇴행성 관절염은 골관절염 또는 퇴행성 관절 질환이라고 부릅니다. 관절 부위의 연골에 염증이 생기는 것으로 몸을 지탱해 주는 다리 관절에 흔히 생깁니다.

정상적인 사람의 관절 연골이나 물렁뼈는 매끈하여 윤기가 있고 탄력이 있지만, 관절이 퇴행되면 꺼칠꺼칠하게 되어 윤기도 없고 탄력도 없어지며 금이 가고 헐고 얇아지면서 연골 가장자리에서 작은 뼈가 생겨나서, 그 뼈와 관절 조직이 부딪쳐서 관절염이 생깁니다.

원인

퇴행성 관절염의 원인에 대해서는 의학적으로 밝혀진 것이 별로 없습니다. 다만 관절염에 걸리기 쉬운 조건으로 대략 다음과 같은 것들이 있습니다.

① 나이가 많아지면서 관절염에 걸리는 사람이 많습니다. 이는 자연스러운 노쇠 현상의 하나로써 피할 수 없는 것이기도 합니다. 나이가 들면 기계를 오래 쓰면 여기저기 고장이 나듯이 사람의 관절도 탈이 나기 마련입니다. 사람의 노쇠는 30대 후반부터 천천히

나타나기 시작해서 체질이나 생활 환경에 따라 빨리 나타나기도 하고 늦게 나타나기도 합니다.

② 정신 상태와 관련이 깊습니다. 스트레스를 심하게 받는 사람이나 우울증, 정신불안증, 초조감, 노여움, 슬픔 등이 지나칠 때 관절염이 발생하거나 악화됩니다. 정신 상태가 불안할 때에는 인체 내의 호르몬 분비와 혈액의 흐름, 그리고 면역 체계에 탈이 생기고 관절에도 염증이나 좋지 않은 영향을 미칩니다.

③ 뚱뚱한 사람, 몸무게가 많이 나가는 사람에게 생기기 쉽습니다. 다리의 관절은 체중을 지탱하기 대문에 몸무게가 무거워질수록 부담이 커지기 마련입니다. 짐을 너무 많이 실은 차가 망가지기 쉽듯이 몸무게가 무거운 사람의 관절에 탈이 생기기가 더 쉽습니다.

④ 지나치게 심한 운동이나 노동으로 관절을 무리하게 썼을 때 퇴행성 관절염에 걸리기 쉽습니다. 같은 운동을 오랫 동안 하거나 몹시 힘드는 일을 오래 하면 관절 연골이 마모되어 관절염이 생깁니다.

⑤ 관절염으로 고생한 사람의 자손들이 관절염에 걸리는 일이 많습니다. 관절염에 걸리기 쉬운 형질이 유전되는 경우도 있는 것으로 여겨집니다.

퇴행성 관절염의 진행 과정

어떤 이유로든지 골관절염이 오면 그 관절에 붙어 있는 관절 연골이 먼저 변질됩니다. 뼈끝이 서로 부딪치거나 무거운 것에도 잘 견디게 되어 있는 관절이 약해져서 그 기능을 잃게 되는 것입니다. 관절 연골이 붓고 재생 능력을 잃게 되며, 또 여기에 붙어 있는 뼈

도 약해져서 닳아서 패이게 됩니다. 중력을 받지 않은 관절의 가장
자리 부분에는 쓸데없는 뼈가 가시처럼 자라나와 골극(骨棘)을 이
루기도 합니다.

때로는 뼈의 조각이 떨어져 나오기도 하는데 이렇게 되면 관절
을 둘러싼 관절막이나 관절 주위의 힘줄들이 부어올라 두껍게 됩
니다. 또 관절 속에 물이 고이는 수도 있습니다. 이런 증상은 중력
을 많이 받는 무릎에서 흔히 생기고, 또 몸무게가 무거운 사람에게
더 심하게 나타납니다.

퇴행성 골관절염의 증상

초기에는 관절 마디가 뻣뻣하다가 차츰 시간이 지나면서 통증이
생깁니다. 통증은 대개 잠자리에서 일어난 직후인 이른 아침에 생
겨서 한두 시간 뒤에는 사라지는 것이 보통입니다. 그 이유는 잠들
어 있는 동안에는 관절이 움직이지 않고 한 부분에만 머물러 있으
므로 관절이 굳어지기 때문입니다. 그렇기 때문에 골관절염에 걸
린 사람은 수시로 적당하게 움직여 주어야 합니다.

퇴행성 관절염으로 진단되는 환자 모두에게서 통증이 나타나는
것이 아니라 대략 30퍼센트쯤에게만 통증이 나타납니다. 증상은
서서히 진행되고 외부에 상처를 받으면 더 심해집니다. 대개 힘을
많이 받는 무릎 관절에 많이 생기는데 55~56살 된 사람에게 가장
흔하게 나타납니다. 잘 나타나는 관절은 원위지 관절, 근위지 관
절, 제일중수지 관절, 고관절, 슬관절, 제일중족지 관절, 요추, 경
추 등입니다.

주요 증상은 통증입니다. 처음에는 관절을 사용할 때 아프고 쉬

면 통증이 없어지지만 차츰 병이 깊어지면서 조금만 움직여도 통증이 심해지고 심지어는 쉬어도 통증이 없어지지 않고 밤에 잠을 자다가도 아파서 잠을 깨는 일이 생깁니다.

통증은 망가진 관절면과 관절 주위의 건조직, 건초, 관절막 등에 퍼져 있는 신경을 압박하거나 자극해서 생깁니다. 또 걸음을 걷다가 다리에 힘이 빠져 발을 헛디디게 되거나 관절이 구부러져서 휘청할 때가 있는데, 이런 증상은 계단을 올라갈 때보다는 내려갈 때 더 심하게 나타납니다. 관절 부위가 뻣뻣한 느낌이 드는 것도 초기 증상의 하나인데, 보통 15분쯤 지나면 뻣뻣한 감이 없어집니다. 이는 기계에 기름이 말라서 빽빽할 때 기름을 치면 잘 돌아가는 것과 같습니다.

날씨나 주위환경의 변화에 따라 관절염은 그 증상이 심해지기도 하고 가벼워지기도 합니다. 몸을 차게 하거나, 날이 흐리거나 습기가 많은 곳을 돌아다니거나 하면 통증이 더 심해지고 날이 건조한 지방으로 여행을 하거나 할 때에는 증상이 가벼워집니다. 특히 비가 오려 할 때에 일기예보라도 하듯 뼈마디가 쑤시고 아프기 때문에 관절염, 신경통, 요통, 산후풍 등을 일러 날궂이병이라 부르기도 합니다. 또 스트레스를 심하게 받거나 화를 몹시 내거나 근심 걱정을 많이 내거나 하면 증상이 더 심해집니다.

관절이 퉁퉁 부어 올라 손을 살짝 대기만 하면 몹시 아프고, 뼈마디가 튀어나오기도 하고, 관절을 구부렸다 펴는 것이 잘 안되고 연골이 닳아서 양쪽 뼈가 서로 부딪혀서 삐걱삐걱 하거나 뚝딱하는 소리가 들리기도 합니다. 관절염 증상이 심해지면 관절 부위의 뼈가 변형되어 허리가 구부러지고, 무릎이 삐뚤어지며 배가 튀어나오게 되는데, 이렇게 되면 몸무게가 허리 허벅지, 무릎, 발목 등을 더욱 심하게 짓눌러 병이 더욱 악화될 수밖에 없습니다. 퇴행성 골관절염의 주요 증상을 요약하면 다음과 같습니다.

① 무릎이 아파 걸음을 걷기가 어렵다.
② 팔이나 다리의 관절 부위가 부어오른다.
③ 관절 부위에 열이 난다.
④ 날씨가 흐리거나 비가 오면 팔이나 다리 허리가 쑤시고 시리고 아프고 저린 등의 증상이 나타난다.
⑤ 관절 부위가 혹처럼 불거져 나온다.
⑥ 엄지발가락의 밑부분이 아프다.
⑦ 자고 난 뒤에 발이나 팔의 관절 부위가 뻣뻣해진다.
⑧ 앉았다가 일어설 때에 무릎에 통증이 온다.

2) 무릎 관절염

정형외과를 찾는 사람들 가운데서 가장 많은 것이 요통과 무릎의 통증을 호소하는 환자들입니다. 어느 의과대학 정형외과에서 조사한 것에 따르면 무릎 통증을 호소한 환자가 전체 환자의 17퍼센트나 되었다고 합니다.

무릎 통증은 통증 때문에 걸음을 제대로 걸을 수 없을뿐더러 화장실에 가기도 어렵고 가벼운 집안일도 할 수 없는 등 일상 동작이 어렵거나 부자연스럽게 됩니다.

대개 사람은 나이가 들면 걸을 때 무릎이 아파 집에만 오래 있게 되는데 이렇게 되면 몸의 노화가 더 빨리 진행되기 쉽습니다.

무릎 관절은 여러 관절 가운데 제일 복잡한 구조를 갖고 있습니다. 사람은 두발로 걷기 때문에 무릎에 가장 큰 힘이 가해지게 됩니다. 네발로 걷는 것보다는 두발로 걷는 것이 힘이 훨씬 더 많이 실리게 마련이어서 사람은 평지를 걸을 때는 체중의 약 네 배, 계단을 오르내릴 때는 체중의 일곱 배의 압력이 무릎에 가해진다고 합니다.

게다가 무릎은 몸을 굽히고 펴는 것이나 비트는 것, 또 이런 운동을 제한하는 작용까지 해야 합니다. 또 달리다가 멈출 때에 무릎은 브레이크 역할도 합니다.

무릎 관절의 구조

무릎 통증이 원인을 제대로 알기 위해서는 먼저 무릎이 어떻게 구성되어 있는지를 알아야 합니다.

무릎 관절은 대퇴골(大腿骨), 경골(脛骨), 비골, 슬개골(膝蓋骨)의 네 개로 구성되어 있습니다. 이 가운데 비골은 직접 무릎의 굴신에는 관계하지 않고 넓적다리를 달리는 대퇴골 아래쪽과 경골 윗부분, 그리고 무릎 뚜껑이라고 부르는 슬개골이 무릎 관절의 중심이 됩니다. 무릎을 움직이고 있는 것과 체중을 지탱하는 것은 이 세 개의 뼈로 구성된 관절입니다.

관절면에는 뼈와 뼈가 직접 맞닿아 있는 것이 아니라 뼈의 표면을 3~5밀리미터쯤의 연골이 덮고 있습니다. 이 연골에는 탄력이 있어서 관절을 잘 움직이게 하는 윤활유 역할을 한 뿐만 아니라 관절에 가해지는 물리적인 충격을 흡수하는 쿠션의 역할도 합니다.

이 연골에는 혈액도 통과하지 않고 임파선도 통과하지 않습니다. 관절 주위는 관절포(關節包)라는 자루로 감싸여 있고, 그 속에는 관절액이 차 있습니다. 연골은 스펀지처럼 탄력을 이용하여 노폐물을 관절액 안으로 밀어내고 영양분을 받아들입니다.

그러나 나이가 들면서 연골이 차츰 노화하여 탄력이 약해집니다. 그 때문에 관절에 변형이 생기고 염증이 생겨 통증이 오는데 이를 변형성 슬관절증(變形性膝關節症)이라고 합니다.

변형성 슬관절증

무릎 통증 가운데서 가장 많은 것이 변형성 슬관절증입니다. 나이가 많아지면서 무릎이 아플 경우 그 대부분이 변형성 슬관절증이라고 볼 수 있습니다.

변형성 슬관절증은 말 그대로 슬관절의 변형이 원인이 되어 통증이 일어나는 것입니다. 통증은 특히 계단을 오르내릴 때와 걷기 시작하거나 오래 걸은 뒤에 통증이 심한 것이 특징입니다.

통증 없이 무릎에 물이 고이고 가볍게 열이 나는 경우도 있고 다리가 뻣뻣하여 잘 구부릴 수 없게 되기도 합니다.

슬관절의 변형은 젊어서 뼈가 부러졌거나 발을 삐었거나 해서 일어날 수도 있지만 대개는 나이가 들면서 노화 현상의 하나로 나타납니다. 중년이나 노년층에 슬관절증이 많이 나타나는 것은 노화와 밀접한 관련이 있기 때문입니다.

무릎은 체중을 지탱하고 복잡한 움직임을 하거나 통제하는 작용을 하는데, 젊었을 때에는 무릎을 지탱하는 근육이 튼튼하고 슬관절이 연골이나 반월판의 탄력으로 압력이 줄어들기 때문에 부담이 크지 않지만, 나이가 들면 근육은 말할 것도 없고 관절의 뼈를 감싸고 있는 연골이나 관절포 등의 연부 조직이 쇠약해집니다.

이 중에서도 관절의 변형에 직접적인 영향을 미치는 것은 연골의 쇠약입니다. 연골은 본래 탄력이 풍부하여 뼈의 관절면을 3~4 밀리미터 두께로 덮어서 관절 부위를 미끄럽게 하여 잘 움직일 수 있게 하는 동시에 관절에 가해지는 충격을 흡수합니다.

그런데 노화가 진행되면 연골 부분의 수분이 빠지고 탄력이 약해집니다. 관절경으로 관찰해 보면 연골의 색도 변하고 거칠어진 것을 알 수 있습니다. 이렇게 되면 무릎의 움직임이 나빠지게 되고 탄력이 없어지므로 연골에 가해지는 압력이 더욱 커집니다.

딱딱한 뼈 사이에서 고무처럼 마음대로 신축될 수 있던 연골이 퍼석퍼석한 돌처럼 되어 버리면 무릎에 가해지는 충격이 그대로 연골에 가해져서 압력을 크게 받는 부분이 망가져서 없어져 버립니다. 결국 압력을 세게 받는 부분의 연골을 덮고 있던 뼈가 드러나게 됩니다.

이렇게 되는 것이 슬관절 변형의 시작인데 연골이 마모되면서부터 슬관절의 변형은 더욱 심하게 진행됩니다. 연골이 닳아 없어진 뒤에는 드러난 뼈가 차츰 깎이고 세게 맞물려 있던 관절이 느슨해져서 부자연스러운 힘이 관절에 가해지게 되어 뼈의 변형이 더욱 촉진됩니다. 이렇게 뼈의 마모→변형→마모의 악순환이 반복되면서 관절은 더욱 심하게 변형되는 것입니다.

한편으로 깎인 뼈 주위에 가시 같은 뼈가 새로 생겨나는데 이를 골자(骨棘)라고 합니다. 또 변형 도중에 벗겨진 연골이 관절 사이에 끼어 무릎을 움직이는 데 어렵게 하기도 합니다.

슬관절의 변형은 특히 무릎 안쪽에 일어나기 쉬워서 다리가 ○ 자 모양으로 뒤틀릴 수가 있습니다. ○자형 다리는 무릎 안쪽에 중심이 걸리고 그것이 슬관절의 안쪽 뼈를 마모시켜 더욱 ○자 모양으로 악화시킵니다.

그러나 슬관절의 변형이 일어난다고 해서 반드시 무릎 장애나 통증이 생기는 것은 아닙니다. 어느 한 이론에 따르면 연골은 대개 50년 이상 사용하면 누구에게나 변형이 일어나게 된다고 합니다. 그러나 그것이 모두 통증으로 나타나는 것이 아니어서 실제로 엑스레이 사진에서는 슬관절의 변형이 보이는데도 아무런 증상도 나타나지 않는 경우가 드물지 않습니다.

슬관절 변형이 나타났는데도 어째서 어떤 사람은 통증이 있고, 또 어떤 사람은 통증이 나타나지 않는지에 대해서는 뚜렷한 원인이 밝혀져 있지 않습니다. 다만 통증은 대략 다음과 같은 이유로 일어난다는 것을 알 수 있습니다. 통증이 생기는 이유 중의 하나는 기계적인 염증입니다. 기계적인 염증이란 이를테면 뼈가 서로 부딪히는 물리적 자극 때문에 생기는 염증으로 병원균으로 인해 생기는 염증과는 다릅니다.

변형성 슬관절증의 경우 노출된 뼈가 서로 부딪혀도 그 때문에 통증이 생기지는 않습니다. 그 이유는 뼈에는 본래 통증을 느끼는 신경이 없기 때문입니다. 그러나 관절을 감싸는 관절포나 인대는 통증에 민감하므로 관절이 부자연스러울 때 곧 통증을 느끼게 됩니다. 뼈와 뼈끼리 부딪힐 때 곧 기계적인 자극으로 관절포 안쪽을 덮는 활막에 염증이 생기면 통증이 생기거나 열이 나거나 물이 고이게 됩니다.

활막에 염증이 생기는 원인으로는 화학적 자극이 있습니다. 연골에서 나오는 화학적 성분이 자극이 되어 활막에 염증이 올 수도 있다는 것이 최근의 연구에서 밝혀졌습니다.

3) 류마티스성 관절염

류마티즘(rheumatism)이란 말은 희랍어의 '흐른다' 는 뜻에서 나온 말입니다. 옛사람들은 병독이 몸 속을 흘러 다니다가 몸의 어느 부위에 멈추어서 통증을 일으키거나 붓게 하는 것으로 생각하여 손발이나 등에 생기는 질병을 모두 넓은 뜻에서 류마티즘이라고 했습니다.

류마티스성 관절염은 만성 관절염 중에서 퇴행성 관절염 다음으로 흔한 병으로 관절을 둘러싸고 있는 활막과 주위의 부드러운 조직에 만성적인 염증을 일으키는 전신 질병입니다. 류마티스성 관절염을 다발성 관절염이라고도 하는데 여러 관절에서 동시에 증상이 나타나기 때문입니다.

류마티스성 관절염은 모든 질병 가운데서 가장 골치 아픈 병의 하나입니다. 이 질병이 대부분의 선진국에서 복지사업과 국민 건강 관리에 커다란 재정적 부담을 주고 있는 것은 잘 알려진 사실입니다. 해마다 엄청난 돈을 이병으로 고생하는 사람을 위해 쏟아 붓지만 실제로 효과를 거두는 일은 별로 없습니다. 이병은 지금까지 그 원인도 치료법도 발견해 내지 못하고 있습니다.

우리나라에는 1백만 명이 넘는 류마티스성 관절염 환자가 있고 세계적으로는 전체 인구의 3퍼센트 곧 1억2천만 명 이상이 류마티스성 관절염으로 고통을 받고 있습니다. 여성과 노인에게 주로 발생하는데 남자보다는 여자에게 세배 이상 많이 발생하는 것으로 알려져 있습니다. 대개 20~50세 사이에 가장 많고 16살이 안된 아이들에게 나타나는 경우도 드물지 않습니다.

류마티스성 관절염의 원인

이 병의 주원인에 대해서는 아직까지 분명하게 밝혀진 것이 없습니다. 체질, 유전, 호르몬 분비의 이상, 자율신경 실조 등이 원인의 하나로 추측할 뿐입니다.

관절염은 크게 유균성 관절염과 무균성 관절염으로 나누는데 류마티스성 관절염이 무균성인지 유균성인지도 아직 알아내지를 못한 형편입니다. 증상은 유균성과 같지만, 아무리 철저하게 조사를 하더라도 관절 속에서 균을 찾아내지는 못했습니다.

균으로 인해 생긴 관절염은 반드시 고름이 생기기 마련인데 류마티스성 관절염은 고름과 비슷한 분비물이 나오기는 하지만 고름이 나오지는 않습니다.

이 병은 미생물이나 병원균에 감염되어 독소가 몸 안에 들어오면 발생할 수가 있습니다. 독소나 병원균이 몸 속에 지속적으로 들어가서 환자가 알아차리지 못하는 사이에 혈액에 이상이 생기고 관절에 탈이 생기기도 합니다. 외국의 연구가들은 최근 류마티스성 관절염 환자의 혈액에서 몇 종류의 바이러스를 발견했다고도 하지만 이것으로도 이 병의 원인을 시원스럽게 설명하지는 못하고 있습니다.

　류마티스성 관절염에 걸리기 쉬운 조건으로 지목되고 있는 것은 대략 다음과 같습니다.

　① 몸 안의 다른 곳, 이를테면 편도선이나 신장 같은 곳에 만성 유균성 염증이 있어서 이것이 원인이 되어 류마티스성 관절염으로 발전할 수도 있습니다. 그러나 반드시 몸에 염증이 있을 때 류마티스성 관절염이 오는 것도 아니고 또 류마티스성 관절염 환자에게 다른 염증성 질병이 나타나는 것도 아닙니다.

　② 심한 충격이나 정신적인 불안, 초조, 분노, 슬픔, 스트레스 같은 것으로 인해 류마티스성 관절염이 생길 수도 있습니다.

　③ 습기가 많거나 기온이 차가운 곳에서 생활하는 사람에게 많이 나타납니다. 날이 궂으면 심하게 아프다가 날이 개이면 씻은 듯이 통증이 사라져 버리곤 합니다. 장마철이나 환절기에 증상이 새로 나타나거나 심해지는 것을 보면 이 병이 기후 변화와 밀접한 관련이 있다는 것을 알 수 있습니다.

　④ 영양의 불균형이나 영양실조로 류마티스성 관절염이 나타날 수도 있습니다. 이를테면 수산이 많이 든 식품을 오래 먹으면 관절염에 걸릴 위험이 있다고 합니다.

　⑤ 내분비 계통의 이상 곧 호르몬 분비에 이상이 생겨 류마티스성 관절염이 생길 수도 있습니다. 호르몬 중 어느 한가지가 부족하거나 균형이 깨어져서 생길 수도 있습니다. 우리 몸 속에 있는 T임파구 억제 세포의 기능이 약해졌거나 보조 세포의 기능이 항진되었을 때 몸 안에서 면역 조절기능에 탈이 생겨 여러 가지 항체를

만들어 내게 되는데, 류마티스성 관절염의 혈청 내에서는 자체의 항원에 대한 류마토이드 인자가 증가합니다.

이 같은 면역 조절 기구의 불균형은 호르몬 분비의 이상이나 세균이나 바이러스의 침입, 유전적 원인, 환경적 원인 등 여러 가지 원인이 복합적으로 작용하여 일어나는 것으로 추측하고 있습니다.

⑥ 유전적으로 HLA-DR4 조직 항체의 빈도가 높을 때 류마티스성 관절염이 나타날 수 있다고 합니다. 류마티스성 관절염으로 고생하고 있는 환자들 가족 중에 통풍이나 퇴행성 관절염 등이 많이 나타납니다. 여러 종류의 다른 병과 마찬가지로 이 병도 선천적인 기질과 관련이 있음을 알 수 있습니다.

⑦ 이 병은 80퍼센트가 20∼50세 사이에 발병하고 남자보다 여자에게 세배 이상 많이 발생합니다. 그러므로 중장년층의 여성에게 가장 많이 나타나는 것으로 볼 수 있습니다.

류마티스성 관절염의 증상

류마티스성 관절염은 대개 병에 걸리기 전에 전신 피로, 근육통, 약한 열, 식욕 감퇴, 노곤한 느낌, 의욕 상실 등의 증상이 나타납니다. 병에 걸리기 몇 주일이나 몇 달 전에 나타나는 수도 있고 발병하기 하루나 이틀 전에 갑작스레 나타나는 수도 있습니다.

이 관절염은 35세에서 45세 사이의 여성에게 가장 흔하게 나타나고 잘 나타나는 부위는 근위지관절, 중수지관절, 족지관절, 손목관절, 슬관절, 주관절, 족관절, 견관절, 측두하악관절 등입니다.

관절에 나타나는 증상으로는 통증, 뻣뻣한 느낌, 관절 부위의 열 등이 있으며, 병이 심해지면서 점차로 관절의 기능이 손실되어 관절을 제대로 움직일 수 없게 됩니다.

처음에는 큰 관절 한두 군데에서 나타나기 시작해서 시간이 지나면서 여러 군데의 관절로 퍼져 나갑니다. 관절 마디가 퉁퉁 부어 오르는 수도 있으며 대체로 초봄인 3월에 시작되는 경우가 많습니다.

처음에는 움직일 때에만 통증을 느끼다가 점차로 진행되면서 가만히 있어도 통증이 오고 더 심해지면 방추상으로 퉁퉁 붓게 되어 물이 많이 고이고 구부러진 상태가 됩니다.

관절 주위 연부 조직의 염증과 통증으로 인해서 관절을 가능한 한 적게 움직이게 되고, 관절 주위의 근육이 위축되어 근육이 힘도 약해집니다. 좀더 진행되면 관절 주위의 연부 조직이 축소되고 관절이 흉하게 변형되어 관절의 기능을 잃게 됩니다.

관절통은 대개 24시간의 리듬이 있습니다. 아침에 일어나서 관절을 움직이려 할 때 더욱 심하고 잡는 힘이나 일어서려는 힘도 약해집니다. 30분쯤 관절을 움직이고 나면 조금씩 부드러워지고 활동하기 쉬워지는 것이 이 병의 특징인데 날이 궂어 공중 습도가 높거나 대기압이 낮을 때, 날씨가 추울 때 증상이 더욱 심해집니다.

류마티스성 관절염이 진행되는 동안에 전신적인 증상으로는 허약감, 미열, 피로, 식욕 감퇴, 빈혈, 체중 감소 등이 나타나고 더 악화되면 심한 열, 관절의 발적, 온몸의 부종 등이 나타나며 피하 결절이 생겼던 부위에 궤양이 생겨 터지면 잘 낫지 않습니다.

피하 결절은 외상을 받기 쉬운 곳 곧 팔꿈치, 팔의 안쪽, 무릎 같은 곳에 나타나는데, 외국에서는 20~50퍼센트의 환자에게서 피하 결절이 나타나지만, 우리나라에서는 3~5퍼센트의 환자들에게만 나타납니다.

류마티스성 관절염은 환자의 절반쯤은 잘 낫지만 나머지 절반쯤은 어떤 약이나 치료법을 써도 잘 낫지 않아 퍽 고생을 하게 됩니다. 이 병이 오래되면 골다공증이 오거나 전신이 몹시 쇠약해지는 등 여러 가지 합병증이 생길 수도 있습니다.

류마티스성 관절염과 골관절염의 다른 점

관절을 둘러싼 관절막이 두꺼워지고 부어오르며 관절에 물이 고이고, 관절면의 연골이나 그 밑에 있는 뼈에 골조송증이 생기며 곳에 따라 뼈가 패이고 심한 통증이 나타나는 증상은 류마티스성 관절염이나 골관절염이나 같습니다. 그 차이점을 열거하면 대략 다음과 같습니다.

① 류마티스성 관절염은 16세가 안된 어린이나 젊은 사람에게도 잘 나타나지만 골관절염은 60세 이상의 노인들에게 잘 나타납니다.

② 병이 시작될 때나 경과 도중에 류마티스성 관절염은 비교적 급성으로 관절이 아프고 부어 오르는 수가 많습니다. 또 온몸이 열이 나고 쇠약해져 앓아 눕게 되는 수가 있지만, 골관절염은 그렇지 않습니다.

③ 류마티스성 관절염은 손목, 팔꿈치, 어깨 등 몸무게를 지탱하지 않는 관절에서도 흔히 나타나는 데 견주어 골관절염은 무릎이나 허리 등 무게를 많이 받는 부분에 잘 나타납니다.

④ 골관절염은 손가락의 세 마디 중에서 손톱 가까이에 있는 제일 끝의 관절에 나타나지만 류마티스성 관절염은 손등 가까이에 있는 손가락 관절에 생깁니다.

⑤ 관절에 자라나는 변형된 뼈의 모습이 골관절염일 때에는 서로 반대 방향으로 자라기 때문에 서로 유합되어 관절 강직을 일으킬 수 없으나 류마티스성 관절염은 변형된 뼈가 서로 마주 자라 나오기 때문에 골성 유합으로 골강직이 생길 수 있습니다.

⑥ 혈액검사에서 골관절염은 특별한 것이 나타나지 않지만 류마티스성 관절염은 몇 가지 특징이 나타날 수 있습니다.

류마티스성 관절염이 무서운 점은 신체의 어떤 부분의 관절이든 특별한 까닭 없이 감염될 수 있다는 점입니다. 콩팥, 심장, 순환기 계통 등의 어떤 부위든지 류마티스성 관절염으로 인해 나쁜 증상이 나타날 수 있습니다. 시간이 지나면 병이 낫는 것처럼 보이기도 하다가 어느 날 갑자기 어떤 설명할 수 없는 이유로 병이 재발하여 증상이 악화됩니다. 이처럼 재발하는 것은 주로 늦가을이나 겨울, 이른봄 등 추운 계절입니다. 따뜻하고 건조한 계절에는 완전히 나은 것처럼 느껴질 때가 많습니다.

류마티스성 관절염의 서양 의학적 치료

서양 의술이나 약으로는 지금까지 많은 노력을 기울여 왔지만 기대에는 못 미치고 있습니다. 류마티스성 관절염에 대한 치료약은 세계적으로 수백 가지가 나와 있지만 일시적으로 통증을 완화하는 것 말고는 별 효과가 없는 것이 전부입니다. 이 병은 세계 각 나라에서 살리실산 조제로 치료해 왔고 지금도 그렇게 하고 있습니다. 처음에 이 약은 류마티스성 관절염을 치료하는 획기적인 약으로 여겨졌습니다. 그러나 그 기대는 얼마 안가서 산산조각이 나고 말았습니다. 치료 기간이 짧아지지도 않았고 심장 장애도 여전히 자주 일어났기 때문이었습니다.

살리실산은 통증과 관절의 염증을 일시적으로 완화시켜 주었지만 여러 가지 부작용을 가져왔습니다. 위장 장애가 오고 머리가 아프며 마치 술에 취한 듯 어지러운 증세가 나타납니다.

류마티스성 관절염 치료제로 개발된 약물 가운데서 가장 큰 기대를 모았던 것이 코티손입니다. 코티손은 부신피질에서 분비되는 호르몬입니다. 이 약은 놀랄 만한 치료제라는 찬사를 받았습니다. 코티손을 복용하면 통증과 염증이 즉시 사라집니다. 그러나 병이 낫는 것은 아닙니다. 약을 중단하면 곧 재발되기 때문입니다.

코티손을 복용하면 부신피질이 위축되어 그 기능을 잃어버리게 되어 나중에 복용을 중단하면 관절염의 증상이 더욱 심해지는 악순환이 반복됩니다. 코티손 말고 몇 가지 부신피질 자극 호르몬제가 있는데 그 어느 것이든 뚜렷한 효과를 거두지 못하고 있습니다.

4) 통풍성 관절염

통풍은 한의학에서 역절풍(歷節風)또는 백호풍(白虎風)이라고 부르는 병으로 대개 엄지발가락 부위가 견딜 수 없게 아프고 빨갛게 부어오르는 병입니다. 엄지발가락에 나타나는 수가 제일 많고 더러는 손, 무릎, 팔꿈치에서 발병합니다.

통풍은 동양 사람보다 서양 사람에게 흔한 병입니다. 유럽에는 1백 명 중 1명쯤이 통풍으로 고통받고 있습니다. 우리나라에서는 20년쯤 전만 하더라도 매우 드문 편이었으나 식생활이 서구화되어 가면서 차츰 늘어가고 있는 추세입니다.

통풍은 대개 건강하게 보이는 30대에서 40대의 남자들에게 흔히 나타납니다. 어느 날 갑자기 엄지발가락의 관절이 몹시 아프면서 부어오릅니다. 심한 때에는 다른 사람이 그 옆을 지나가기만 해도 몹시 아프고 온몸에서 열이 납니다. 그대로 두어도 4~5일 지나면 저절로 통증이 없어지고 부은 것도 내리며 피부에 검붉은 흔적만 남을 뿐 모든 것이 정상으로 되돌아옵니다.

그러다가 1년쯤 지난 뒤에 통풍 발작이 다시 나타나고 그 뒤로 차츰 발작 기간이 짧아집니다. 6~7년쯤 지나면 귓불에 콩알 모양의 딱딱한 덩어리가 생기는데 그 덩어리 속에는 하얀 분필 가루 같은 것이 들어 있습니다.

통풍은 그 통증이 몹시 격렬하여 입을 다물지 못할 정도이며 통증이 심할 때에는 흰범(白虎)이 물어뜯는 것 같다고 하여 그런 이름이 붙었다고 합니다.

통풍은 관절, 힘줄, 점액낭에서 내장에 이르기까지 어느 곳에서나 발병할 수 있습니다. 대개 맨 처음 발병했을 때에는 그 부분의 관절 한군데만 아프지만 발작이 반복되면서 차츰 여러 관절로 퍼져 나갑니다.

통풍에 침범 당하기 쉬운 곳은 엄지발가락 근처의 관절, 다리 관절, 팔꿈치, 무릎, 손가락, 손등, 발등입니다. 어깨 관절이나 고관절, 척추 등에서는 발병하는 일이 드물고 통풍으로 죽은 사람을 해부해 보면 내장의 모든 부위가 통풍에 걸려 있는 경우가 많다고 합니다.

통풍의 원인

통풍은 요산이 몸의 관절에 축적되어 생기는 것으로 알려져 있습니다. 대사 기능의 이상으로 혈액 속에 요산의 농도가 높아져서 몸 속에 요산 결정이 생겨 혈류을 따라 돌아다니다가 관절 부위에 축적되어 일어나는 것으로 학자들은 설명하고 있습니다.

요산은 대개 육류를 섭취했을 때 몸 안에 생기는 노폐물입니다. 정상적인 사람은 요산이 몸에 많이 생겨도 소변을 통해 몸밖으로 배출되지만 어떤 알 수 없는 원인으로 요산 배출이 제대로 되지 않거나 요산 배출은 정상적으로 이루어지지만 요산이 몸 안에서 지나치게 많이 생길 때 통풍 발작의 원인이 됩니다. 대개 혈액 속에 요산 농도가 높은 사람의 3분지 1쯤이 통풍에 걸린다고 합니다.

통풍 치료는 몹시 어렵다

통풍성 관절염도 다른 관절염과 마찬가지로 근본 치료법이 없습니다. 서양 의학에서는 발작 할 때에 세포 분열을 억제하는 제제인 콜키친을 사용하는 경우가 많은데 콜키친은 조혈 기능에 이상을 가져오거나 위장의 점막이나 임파절을 괴사시키는 등의 부작용이 나타납니다. 이밖에 페닐브타존, 인도메타신 같은 약들이 있고 스테로이드를 주입하는 방법도 있습니다. 물리요법으로 온찜질이나 냉찜질을 하는 방법이 있으나 이것도 응급 처치밖에 안됩니다. 한의학에서는 대강활탕이라든가 정통산 같은 처방을 쓰는데 이것 역시 신통치 않습니다.

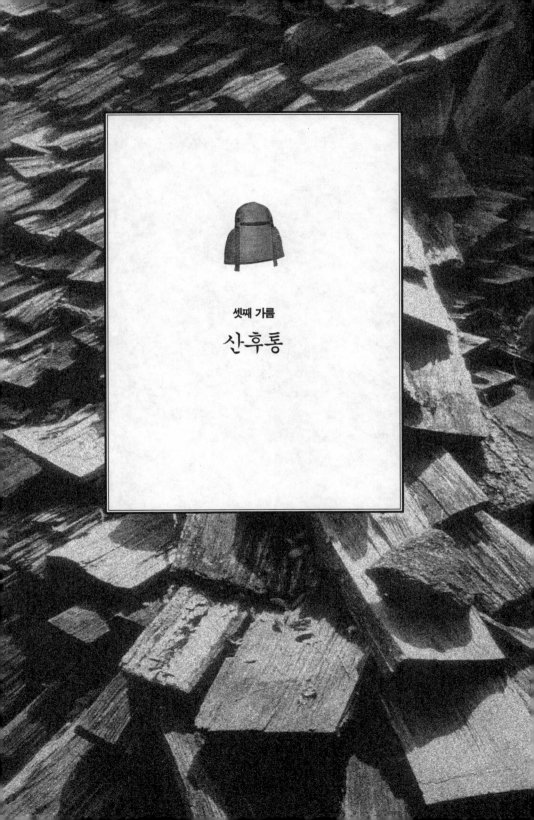

셋째 가름

산후통

1
날이 궂으면 심해지는 산후통

산후통은 여성이 아이를 낳은 뒤에 나타나는 병입니다. 흔히 산후풍이라고도 부릅니다. 이름 그대로 여성들이 아이를 낳고 나서 찬바람이나 찬 기운을 맞았을 때 팔, 다리, 허리, 어깨, 신경선, 뼈마디 같은 데가 쑤시고, 시리고, 저리고 아픈 증상이 나타나는 병입니다. 산후에 몸조리를 잘못해서 생기는 병으로 서양 여성에게는 거의 없고 동양 여성에게 많습니다.

산후통은 날씨가 흐리거나 비가 올 때, 곧 공중 습도가 높을 때에 잘 나타나므로 날궂이병이라고도 합니다. 날씨가 맑을 때는 아무렇지도 않다가 날이 궂을 때는 온몸의 뼈마디가 견딜 수 없을 만큼 쑤시거나, 몹시 시리고, 찬바람이 나는 것 같거나, 피부가 찬물이나 찬바람에 닿으면 마비되거나 저리는 등의 증상이 옵니다. 신경통이나 관절염, 디스크와 증상이 비슷하기도 하며 또 산후에 나타나는 온갖 병을 모두 아울러서 산후통이라 할 수 있습니다.

산후통은 몸을 풀고 나서 몸 안에 있던 어혈이 빠져나가지 못하고 남아 있다가 신경선이나 관절 같은 데에 모여서 염증을 일으키기 때문에 생기는 병입니다. 여성이 몸을 풀고 나서 땀을 푹 내어 출산 때 생긴 죽은피나 독소들을 밖으로 내보내지 않으면 죽은피나 독소가 그대로 몸 안에 남아 있게 됩니다. 또 출산으로 몸 전체가 완전히 이완되었을 때 갑자기 찬바람을 쐬거나 찬 기운을 맞으면 한기가 몸 안으로 들어옵니다. 산후통의 원인은 어혈과 찬 기운이 두 가지로 요약할 수 있습니다.

여성의 몸은 아이를 낳을 때 자궁과 질, 골반 같은 것만이 열리는 것이 아니라 온몸 전체의 근육과 뼈마디가 완전히 늘어져 풀렸다가 천천히 본래대로 되돌아갑니다. 그 기간을 동양의학에서는 대략 49일쯤이 걸린다고 하여 그 기간 동안 몸조리를 하게 합니다. 이 기간 동안에 몸을 따뜻하게 하여 몸의 모든 땀구멍을 열어 땀을 푹 내면 어혈과 독기가 땀구멍을 통해 빠져나가게 되지만, 땀을 충분히 내지 못하면 어혈이 몸 안에 남아 있게 됩니다. 또 갑자기 찬바람이나 찬 기운을 쐬면 땀구멍으로 찬 기운이 스며들면서 땀구멍이 수축됩니다. 이렇게 몸 안에 남은 어혈과 찬 기운이 뭉쳐서 몸 안을 이리저리 돌아다니다가 원기가 쇠약해지면 신경통, 관절염, 디스크, 요통 같은 합병증이 되어 산후풍으로 나타납니다. 산후통은 몸을 풀고 나서 곧 나타나는 수도 있지만, 몇 년 혹은 수십 년이 지나서 나타나는 수도 적지 않습니다.

서양 의학에서는 산후통이나 산후풍이라는 병이 없습니다. 산후통은 서양 여성들에게는 거의 나타나지 않는 병인데, 이것은 동양 여성과 체질이 다르기 때문입니다. 서양 여성은 자궁이 매우 튼튼하여 아이를 쉽게 낳고 산후 조리를 거의 하지 않습니다. 우리나라처럼 몸 풀고 나서 미역국을 먹는 일도 없습니다.

일반적으로 산후통은 원인도 알 수 없고 치료 방법도 없는 것으로 알려져 있습니다. 몸은 견딜 수 없이 아픈데 병원에 가면 아무 탈이 없고 다만 신경성이라고만 하기 일쑤입니다. 산후통으로 수십 년을 고생하면서 좋다는 약을 다 먹어 보고 이름난 병원을 다 가 보았지만 결국 조금도 차도를 보지 못하고 재산만 없앤 사람이 적지 않습니다.

사람은 폐로만 숨을 쉬는 것이 아니라 피부나 창자에서도 숨을 쉽니다. 피부의 땀구멍을 통하여 숨을 쉬는 것을 모공 호흡이라고 하고 창자로 하는 호흡을 장호흡이라고 합니다. 동물 중에서는 미꾸라지가 창자 호흡을 많이 하는 것이 알려져 있고 개, 늑대, 토끼 같은 짐승들은 털구멍이 없으므로 피부호흡을 하지 않습니다.

땀구멍을 통해서 하는 호흡은 모세혈관의 흐름을 도와주고 몸 안의 독소를 밖으로 내보내는 일을 합니다. 만약에 땀구멍을 모두 막아 버리면 혈액순환이 어려워지고 몸 안의 독소를 밖으로 내보내지 못해 생명을 유지할 수 없게 됩니다. 이를테면 페인트 같은 것을 칠해서 땀구멍을 모두 막아 버리면 그 사람은 얼마 지나지 않아 몸이 퉁퉁 붓고 피부가 썩어 죽게 됩니다. 피부호흡과 창자 호흡은 폐로 하는 호흡 못지 않게 중요합니다.

여성이 몸을 풀고 나서 온몸의 땀구멍이 열려 어혈과 독소를 밖으로 내보내어 몸의 기능을 천천히 회복시키는 도중에 갑자기 찬 바람을 쐬면 모공이 닫혀져서 모공 호흡이 멈춰 버립니다. 그러면 혈액순환이 어려워져서 어혈과 독소가 몸 안에 그대로 남아 있게 됩니다. 이뿐만 아닙니다. 모공 호흡으로 산소를 충분히 얻지 못하면 폐나 장호흡을 통하여 얻은 산소를 실핏줄로 보내어 혈액순환을 돕게 되는데, 이렇게 되면 폐와 심장에 부담이 커져 폐의 기능에도 무리가 오고 아울러 심장의 기능에도 문제가 생기게 됩니다.

　이렇게 산모가 몸을 푼 뒤에 땀을 충분히 내어 몸 안의 독소를 밖으로 내보내지 못하면 몸 전체가 허약하게 되어 병에 대한 면역력이 약해지고, 찬 기운이 닿기만 하면 시리고 쑤시고 아프고 저린 등의 증상이 나타나게 되는 것입니다. 또 공기 중의 습도가 높아지면 산소 밀도는 낮아지고 대기의 압력이 커져서 모공 호흡이 더 어렵게 되어 날궂이병, 또는 일기예보병이라고 하는 산후 신경통, 산후골절통, 산후요통, 곧 나이 많은 아주머니들이 흔히 말하는 '내가 너 낳고 나서부터 날만 흐리면 온몸의 뼈마디가 안 아픈 데가 없게 되었다'는 병이 생기는 것입니다.

2
산후통 예방하기

산후통은 산후 조리를 잘못해서 생기는 병이므로 산후
조리를 제대로 하면 예방할 수 있습니다. 옛말에 산후
조리를 잘못하면 백약이 무효이고 산후 조리를 잘하면
백가지 병을 고친다고 했습니다. 여성의 병은 많은 부분이 임신과
출산에 관계가 깊습니다. 아무리 튼튼하던 여성도 산후 조리를 잘
못하면 온갖 질병에 걸리기 쉽게 되고, 몹시 병약한 여성도 산후
조리를 제대로 하면 거의 모든 병이 나을 뿐 아니라 체질이 튼튼하
게 바뀝니다. 그래서 옛말에 몸푼 뒤에 조리를 잘못해서 생긴 병은
다음에 다시 몸풀 때 조리를 잘해서 고치는 것이 제일이라 하였습
니다.

우리 조상들의 지혜가 담긴 산후 몸조리 법은 다음과 같습니다.

① 산후 조리 기간 49일

동양의학에서는 49일을 이완되었던 뼈마디와 근육이 제자리로 돌아오는 기간으로 봅니다. 대개 7일을 생리 순환 주기로 하여 3주일 곧 21만에 팔다리가 제자리로 돌아오고, 7주 곧 49일이 되어야 온몸의 뼈와 근육이 제자리에 돌아온다고 합니다. 또 9주 곧 63일 동안 찬바람을 함부로 쐬어서는 안되며 1백일이 지난 뒤에야 비로소 바깥바람을 쐬어도 좋다고 했습니다.

② 땀내기

몸을 푼 뒤에 땀을 내지 않으면 어혈이 몸 안에 남게 되어 나중에 온갖 질병에 걸립니다. 늘 방을 뜨겁게 한 다음에 너무 두껍지 않은 이불을 덮고 누워 땀을 많이 흘리도록 하는 것이 좋습니다.

③ 바람막기

몸푼 뒤에 갑자기 바람을 쏘이면 땀구멍이 수축되어 막혀서 어혈과 독소를 배출할 수 없게 됩니다. 방안 구석구석의 구멍을 막아 바람이 들어오지 않게 하고 어쩌다가 산모가 밖으로 나갈 때에는 온몸을 따뜻하게 감싸고 눈만 나오게 합니다. 또 몸을 씻을 때에도 더운물에 수건을 적셔 닦아 내기만 하고 물에 몸을 담가 목욕을 해서는 안됩니다.

④ 미역국 먹기

우리나라에서는 옛날부터 산모에게 미역국을 먹이는 풍속이 있습니다. 미역은 현대 영양학에서 보더라도 핏속의 콜레스테롤을 없애 피를 맑게 하고 혈압을 낮추는 작용이 있는 것으로 밝혀졌습니다. 미역국은 피를 맑게 걸러 줘서 산후에 생길 수 있는 여러 가지 병들을 예방합니다.

3

산후통의 분류

 산후통은 대략 다섯 가지로 나눌 수 있습니다. 민간 의
학자 공평 조대일 선생은 산후통을 다음과 같이 분류했
습니다.

① 습풍

날씨가 흐려 공중 습도가 높아지기만 하면 어김없이 쑤시고 시
리고 저리고 아픈 등의 증세가 나타나는 증상입니다. 공중의 습기
때문에 기압이 높아져서 피부의 땀구멍이 막혀 혈액순환에 탈이
생겨 일어납니다.

② 관절풍

관절풍은 무릎, 어깨, 허리 등 몸의 여러 곳에서 찬바람이 솔솔
부는 듯한 증상이 나타납니다. 실제로는 바람이 불지 않는데 날씨

96

가 추워지기만 하면 몸에 바람이 부는 듯한 느낌이 옵니다. 이 증상은 대개 관절 부위에 잘 나타나며, 산후 조리 중에 무거운 짐을 들거나 힘을 무리하게 썼을 때 나타나기 쉽습니다.

③ 냉풍

냉풍은 기온이 내려가서 체온이 떨어질 때 온몸이 쑤시고 시리고 저리고 아픈 증세입니다. 찬물에 손을 잠그기 어렵고 찬물을 마시기만 해도 증상이 나타납니다. 산후 조리 동안에 찬 음식이나 찬물을 마시면 내장까지 한기가 스며들어 나중에 냉풍이 나타나기 쉽습니다.

④ 순환풍

순환풍은 담이 결리던가 통증이 여기저기 돌아다니는 것을 말합니다. 산후에 영양 섭취를 잘 못했거나 냉방에서 잠을 자거나 힘든 일을 했을 때 나타납니다.

⑤ 풍폐색

풍폐색은 피부 알레르기의 하나로 바람이 몸에 닿으면 피부가 땀구멍을 닫아 버려 몸이 붓는 증상입니다. 산후 조리기간 중에 선풍기 바람을 쐬거나 찬바람을 쐬면 피부가 과민 반응을 일으켜 그 뒤에도 바람이 몸에 닿기만 하면 증상이 나타납니다.

⑥ 합병증

산후풍을 초기에 치료하지 않으면 시간이 흐르면서 여러 가지 합병증이 나타납니다. 여러 가지 합병증 가운데서 가장 무서운 것은 전신 무력증이라 할 수 있습니다. 하루종일 잠을 자도 피로가 풀리지 않고 또 간신히 조금이라도 일을 하면 허리가 몹시 아프거나 팔다리가 시리고 아픈 등의 증세가 나타나 아무것도 할 수 없는 폐인이 되어 버립니다. 그러나 병원에서 진찰을 받으면 아무런 이상이 나타나지 않습니다. 사람은 아파 죽을 지경인데 병원에서는 아무 탈이 없다는 판정이 나오는 것이 일쑤입니다.

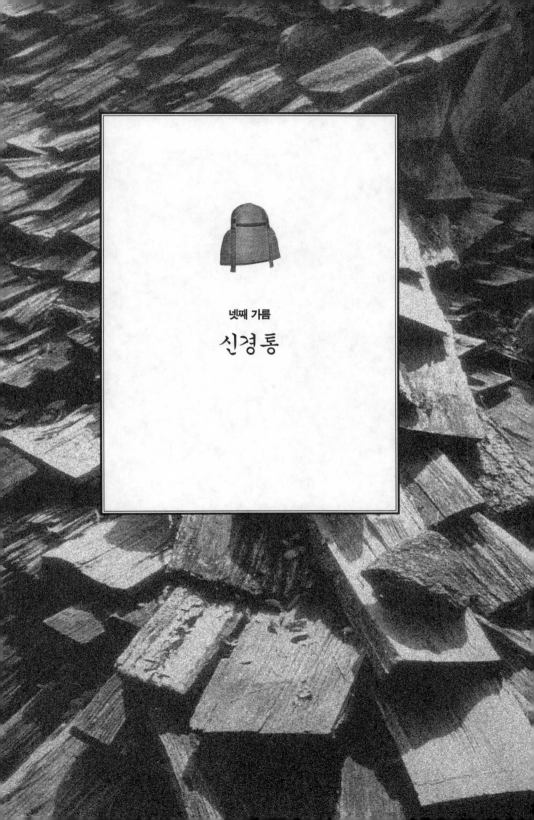

넷째 가름

신경통

1
말초신경에 생기는 통증

신경통은 신경선에 일어나는 모든 통증을 가리킵니다. 신경통이란 말은 흔히 쓰는 말이지만 정확하게 신경통이 어떤 병인지 정의하기는 어렵습니다.

신경통은 엄밀한 의미에서 질병이 아니라 신경선에 따라 다니는 통증 즉 증상입니다. 그러므로 다른 어떤 병이 있어서 신경선에 통증이 나타난다면 그 증상을 신경통이라고 할 수 있습니다.

사람의 몸에는 무수한 신경이 마치 그물망처럼 엉켜 있습니다. 신경 중에서 통증을 느끼는 감각은 몸의 모든 부위에 있는 것이 아니라 피부와 점막, 복막이나 흉막, 혈관벽, 근육 등 몸의 외부와 내장을 보호하고 있는 부분에만 감각이 있습니다. 통증을 받아들이는 말초 감각이 그곳에만 분포되어 있기 때문입니다.

일반적으로 아픔을 감지하는 것은 대뇌피질인데 여기서 말초 감각까지에는 세 가지의 지각신경을 거칩니다. 하나는 대뇌에서 시상까지 그 다음에는 시상에서 척수까지, 그리고 척수에서 마지막 수용기인 제3지각에까지 이르게 됩니다.

이들 지각신경은 2개의 신경돌기로 되어 있는데 하나는 척수에, 다른 하나는 수용기에 있습니다. 이들 신경세포와 그 돌기를 합쳐 뉴런(neurn)이라고 부릅니다. 이들 지각신경에 운동신경이 몸에 말초 부분에 붙어 있는데 이를 말초신경이라고 합니다.

이들 운동신경과 자율신경은 척수에서 나와서 온몸에 그물처럼 퍼집니다. 온몸에 퍼져 있는 말초신경은 지각, 운동, 자율의 세 신경이 혼합되어 있어서 이를 혼합신경이라고도 부릅니다.

하나의 큰 나무줄기와도 같은 뇌와 척수에서 갈라진 무수한 신경 가지들이 온몸을 그물망처럼 둘러싸고 있습니다. 몸 전체에 무수히 펼쳐져 있는 신경들은 각각 맡은 역할이 있는데 통증을 직접 뇌에 전달하는 신경이 뇌척수신경과 자율신경입니다. 또 뇌에서 이를 감지하는 것은 뇌척수신경 중에서도 지각신경이고 이에 따라 뇌의 명령을 받아 움직이는 것이 운동신경입니다.

일반적으로 뇌척수신경이 어떤 원인으로 충격이나 손상을 입으면 민감하게 반응하여 그 손상 정도를 그대로 뇌에 전달합니다. 충격이나 손상이 클수록 통증도 큽니다. 이에 견주어 몸안에 있는 각 장부와 조직의 변화를 감지하는 자율신경은 통증의 전달이 둔한 편입니다. 어느 부위가 손상을 받으면 금방 뚜렷한 통증이 나타나는 것이 아니라 분명치 않고 막연한 통증을 뇌로 전달하는 것이 이 신경의 특징입니다. 다시 말해서 어느 부위가 아픈지 뚜렷하지 않은 통증을 전달하는 것이 자율신경이라고 할 수 있습니다.

보통 신경에 어떤 자극이 가해지면 신경이 흥분하게 되고, 그러면 운동신경이 근육을 수축시키고 지각 신경이 감각을 느낍니다. 이들 신경은 일정한 방향으로 반응을 전달하는 특성이 있는데 지각신경은 늘 중추 쪽으로 흥분을 전달하기 때문에 상행성이라고 할 수 있고, 손발의 근육 등을 움직이게 하는 명령은 중추에서 일어나 운동신경을 거쳐 말초 근육에 도달하므로 하행성이라 할 수 있습니다. 사람이 통증을 느끼는 감각은 거의 모두가 몸의 표면이나 내장 등에 있는 말초에서 중추로 향하고 있습니다.

신경통은 바로 이 말초에서 일어나는 지각의 이상입니다. 말초신경은 앞에서 설명한 대로 지각, 운동, 자율의 세 가지 신경으로 되어 있는 혼합 신경인데 이 중에서도 자기 뜻대로 움직이는 골격근에 있는 세 가지 신경의 혼합체입니다. 자기 뜻대로 움직이지 않는 평활근 곧, 미끈미끈한 내장의 근육 같은 것에는 자율신경과 지각신경만 있고 운동신경은 없습니다.

지각신경의 말단에 있는 수용기와 신경 통로의 어느 부분에든지 일정 이상의 어떤 자극이 가해지면 통증을 느끼게 됩니다. 이 통증에는 내인성인 것과 외인성인 것의 두 가지가 있습니다. 또 자극의 성질에 따라 물리적인 것 화학적인 것, 생물학적인 것, 생리적인 것 등으로 나눌 수가 있습니다.

물리적인 자극으로는 압력, 신경의 이완, 온도와 습도의 변화 같은 것이 있고, 화학적인 것으로는 무기물의 변화 같은 것이 있으며, 생물적인 것으로는 세균이나 바이러스의 침입으로 인한 염증 같은 것이 있을 수 있습니다. 이밖에 생리적으로 신경 자체의 성질이나 구조에 탈이 생겨서 통증이 올 수도 있습니다. 또 신경의 영양 상태가 바뀌면서 통증이 생기는 것도 무시할 수 없습니다.

신경통은 위에서 말한 것처럼 여러 가지 물리적, 화학적, 생리적 자극이 원인이 되어 일어납니다.

2

신경통의 특징

신경통은 나이가 많은 사람일수록 흔하게 나타납니다. 산후풍과 마찬가지로 날이 흐리거나 비가 내릴 때 곧 공기 중의 기압이 높을 때 잘 나타나기 때문에 날궂이 병이라고도 하며 팔다리, 허리, 목 같은 데가 쑤시고 짓누르는 듯이 무겁고, 또 아픈 증상이 발작적으로 나타나는 것이 특징입니다.

날이 흐리지 않더라도 통증이 발작적으로 나타나는 경우도 있고, 또 밤만 되면 온 전신이 쑤시고 아파 잠을 잘 자지 못하는 경우도 있습니다. 신경통은 몸을 심하게 부딪혔거나 교통사고를 당했거나 몹시 얻어맞았거나 높은 데서 떨어진 경험이 있는 사람들에게 더 흔하게 생깁니다. 신경통이 생기는 원인은 산후통이나 관절염과 마찬가지로 어혈이 몸 속에서 염증이 되어 돌아다니다가 신경을 건드리기 때문이라고 볼 수 있습니다.

신경통은 다른 병과는 다른 몇 가지 특징이 있습니다. 그 특징은 대략 다음과 같습니다.

① 참을 수 없을 만큼 통증이 심합니다. 사람에 따라 통증에 차이가 있지만, 전기에 감전된 것 같거나 바늘로 살을 콕콕 찌르는 것 같거나, 심하게 잡아당기는 것 같거나, 심하게 짓누르는 것 같은 등의 증상으로 잠도 잘 수 없고 밥도 먹을 수 없을 만큼 통증이 격렬합니다.

② 통증이 갑자기 발작적으로 나타납니다. 통증이 갑자기 나타나서 몇 초나 몇 분 동안만에 사라지기도 하고 몇 시간 동안 계속되기도 합니다. 가벼울 때는 어쩌다가 한 번씩 아픈 정도이지만, 심할 때에는 날만 흐릿하면 아프거나 저녁만 되면 아파 잠을 못 이루게 됩니다.

③ 아픈 부위나 범위가 일정한 신경이 지배하는 영역에 한정되어 있습니다. 신경통은 여기저기 돌아다니면서 아픈 것보다는 아픈 부위가 정해져 있는 것이 특징입니다.

④ 통증이 있는 부위를 누르면 몹시 아픈 것도 신경통의 특징입니다. 신경통은 신경선에 일어난 병이기 때문에 병이 생긴 부분을 손으로 눌러보면 통증이 심하게 옵니다.

⑤ 통증이 있는 부위를 병리해부학적으로 곧 서양 의학적인 모든 조사를 해봐도 아무런 이상을 발견할 수 없고 또 환자가 몹시 아프다고 하는 것 말고는 객관적으로 다른 증상이 나타나지 않는 것도 신경통의 특징입니다. 그렇기 때문에 몹시 아프기는 한데 의사들이 원인도 모르고 치료도 하지 못하는 경우가 많습니다.

신경통은 한마디로 이야기하자면 신경의 일부분에 염증이 생겼거나 다른 어떤 변화로 인해서 일어나는 모든 통증입니다. 통증이 일어나는 부위에 따라 좌골신경통, 안면신경통, 늑간신경통이라는 이름이 붙었습니다. 신경통은 몸의 어느 부위에서나 일어날 수 있는데 보통 흔히 일어나는 부위는 얼굴, 팔, 늑골 사이, 허리, 다리 등입니다.

신경통은 50대 이후부터 나이가 많을수록 흔하게 나타납니다. 그러나 요즈음에는 20대나 30대에 나타나는 사람도 드물지 않습니다.

그러나, 얼굴에 통증이 있거나 허리가 아프다고 해서 반드시 신경통이라고 할 수는 없습니다. 신경통과 비슷한 통증이지만 다른 질병일 수도 있기 때문입니다. 또 반드시 통증이 생긴 그 부위에 병이 있어서 통증이 생기는 것도 아닙니다. 이를테면 얼굴에 통증이 있어서 안면 신경통이라고 여겼다가 알아보니 치아에 문제가 있어 통증이 온 것일 수도 있고, 신장이나 요로에 결석이 생기면 음부나 허벅지 안쪽에 신경통과 같은 심한 통증이 생길 수도 있습니다. 신경통은 이처럼 질병이 있는 부위에만 머물러 있는 것이 아니라 주변으로 퍼져 나가기도 하는데 이 때문에 방산통이라고도 부릅니다.

몸을 차갑게 하면 생긴다.

신경통을 일으키는 원인은 어느 날 갑자기 생기기보다는 오랜 세월에 걸쳐 천천히 만들어집니다. 젊을 때 허리를 다쳤거나 기력이 왕성할 때 몸을 혹사하거나 몸을 차갑게 하면 몸 안에 쌓인 어혈과 독소는 몸 안을 이곳 저곳 돌아다니다가 어느 약한 부위에 쌓여 염증과 통증을 일으킵니다.

  신경통은 오랜 시간에 걸쳐 어떤 원인이 누적되어 생기는 경우가 많고 또 다른 질병이 신경에 영향을 미쳐 신경통과 같은 통증을 일으킬 수도 있습니다. 이를테면 매독이나 척수종양, 척추결핵 같은 질병도 신경통과 같아 보이는 수가 있습니다. 또 비타민 부족이나 영양 상태의 불균형도 신경통을 생기게 할 수 있습니다.

  신경통에 잘 걸리는 사람은 대개 몸이 찬 사람입니다. 또 체질이 민감하여 감기에 잘 걸리고 두드러기가 잘생기며 복통이나 요통 등이 잘 생기는 이른바 알레르기성 체질인 사람에게 신경통이 많이 생깁니다.

3
신경통의 종류와 증상

1) 삼차신경통

얼굴의 한쪽에 통증이 오는 것을 삼차신경통 또는 안면 신경통이라 합니다. 얼굴의 오른쪽이나 왼쪽의 반쪽에 만 통증이 오는 것이 특징입니다.

얼굴의 감각을 관장하는 신경이 삼차신경(三叉神經)입니다. 이 신경은 뇌 안에서 3개로 갈라져 눈 위와 상악, 하악 세 군데로 뻗어 있습니다. 제1가지인 안신경은 이마, 눈꺼풀, 결막, 각막, 콧잔등, 코점막의 일부, 전두동에, 제2가지인 상악신경은 윗입술, 코의 옆 면과 후면, 뺨의 왼쪽, 코점막, 상악, 윗 이빨, 입천정에서 구개 인 후강까지 분포하며, 제3가지인 하악신경은 아랫입술, 턱, 아래쪽 뺨, 외이(外耳), 아래 이빨, 혀의 앞쪽 3분지2, 입바닥 등에 분포하 고 있습니다. 이들 삼차 신경이 분포된 부위에 생기는 얼굴의 통증을 모두 삼차신경통이라고 부르는 것입니다.

삼차신경통은 몇 초에서 몇 분 동안 몹시 심한 통증이 나타났다가 발작이 끝나면 씻은 듯이 깨끗하게 통증이 사라지는 것이 특징입니다. 마치 날카로운 칼로 찢는 듯한 통증이 순간적으로 나타났다가 흔적도 없이 사라지곤 하는 증상이 찬바람을 쐬거나, 세수를 하거나, 날이 흐리거나, 하품을 하거나, 음식을 먹거나, 이야기를 하거나, 코를 풀거나 하는 중에 나타납니다. 통증이 몹시 격렬하여 환자는 발작에 대한 공포 때문에 말도 잘 안하고, 음식도 잘먹지 않으며, 세수도 못하는 상태가 되어 성격까지 침울하게 바뀌는 수가 많습니다.

삼차신경통은 나이 50세 이상인 사람에게 많이 나타나고 어린이에게는 거의 나타나지 않습니다. 또 남자보다 여자에게 10퍼센트쯤 많이 나타나는데, 그 이유는 여자가 남자보다 어혈이 생기기 쉽기 때문입니다. 대개 병원에서는 원인도 모르고 치료 방법도 통증 부위에 마취제를 주사하거나 진통제를 먹게 하는 것 말고는 이렇다 할 방법이 없습니다.

2) 늑간신경통

늑간신경통은 기침이나 재채기를 할 때 통증이 더 심해지는 것이 주된 특징입니다. 늑간(肋間) 신경이란 척수에서 나온 31쌍의 말초신경 중 흉추에서 나와 갈비뼈 부근에 분포되어 있는 12쌍의 신경입니다. 척수신경에서 분리된 것을 흉신경이라 하고 등에서

세로로 된 근육 부위에서 분리된 것을 늑간신경이라고 합니다. 신경은 혈관과 같이 분포되어 있을 때가 많습니다. 늑간신경통은 가슴에서 등으로 평행으로 반달 모양으로 나란히 있는 늑골 곧 갈비뼈 위를 달리고 있는 늑간신경에 생기는 통증입니다. 심호흡, 기침, 재채기를 하거나 큰소리로 얘기를 할 때 통증이 더 심해지는 특징이 있습니다.

늑간신경에 생기는 늑간신경 그 자체의 병이라기보다는 폐암이나 척추의 암, 염증, 심장병, 호흡기계 질병 등으로 나타나는 경우가 적지 않습니다.

3) 좌골신경통

좌골신경통은 허리부터 다리에 이르기까지 일어나는 통증입니다. 갑자기 엉덩이 부분에서 통증이 생기는데 신경이 깊은 곳에 있기 때문에 어느 부위에서 통증이 시작되었는지 정확히 알기가 어렵고 또 몸을 약간만 움직여도 통증이 심하게 오는 등의 특징이 있습니다.

좌골신경통은 허리뼈 아래쪽과 천골 위쪽에 있는 좌골신경총에서 시작되어 골반을 관통하여 넓적다리를 거쳐 무릎 아래까지의 부분 위에 일어나는 통증입니다. 이 통증은 '혼합 통증'이라고 할 만큼 여러 갈래의 신경에서 생기는데 그 이유는 좌골신경이 근육, 관절, 혈관 등에 걸쳐 분포되어 있기 때문입니다.

좌골신경은 우리 몸에서 가장 길고 두터운 신경으로 등뼈에서 엉덩이를 거쳐 대퇴의 근육, 아랫다리의 피부나 근육에도 넓게 분포되어 있습니다. 이같은 신경의 분포는 다른 신경과는 달리 등뼈를 지탱하는 인대막에 생긴 병이나 외상 또는 염증 등의 영향을 받기 쉽습니다.

좌골신경통에 걸리면 걸음을 걷기가 어려워집니다. 걸음을 걷고 있는 도중에 좌골신경통 발작이 일어나면 그 자리에 주저앉게 됩니다. 좌골신경통으로 인한 통증은 증세가 다양하여 너무 아파서 말도 못하고 전기에 감전된 듯하여 식은땀이 흐를 만큼 통증이 격렬하기도 하고, 콕콕 찌르는 것 같기도 하고, 기분 나쁘게 우리하게 아프기도 합니다. 그리고 척추 신경의 병으로 인한 통증은 엉덩이에서부터 넓적다리 안쪽까지 마비된 듯한 느낌이 오기도 합니다. 좌골신경통은 통증이 발작적으로 일어나기도 하지만, 지속적으로 나타나는 수가 많습니다.

좌골신경통도 늑간신경통, 산후풍 등과 마찬가지로 추위나 습기, 찬바람 같은 것이 원인일 때가 많습니다. 추운 곳이나 습기가 많은 곳에서 일을 하는 사람, 호수 가까운 곳에 사는 사람들에게 관절염, 신경통, 산후풍이 많이 나타나는 것으로 통계에 나와 있습니다. 우리나라의 강원도 춘천은 주위에 댐이 여럿 있어서 관절염, 신경통 환자가 특히 많은 것으로 이름높습니다.

심하게 부딪히거나 얻어맞아서 생긴 어혈 때문에 통증이 생기기도 하고 디스크, 탈장, 척수 질환, 동맥경화, 변비 등이 원인이 되어 좌골신경통이 나타날 수도 있습니다. 여성의 경우에는 생리 불순이나 냉증, 자궁이 신경을 압박할 때에도 좌골신경통이 나타날 수 있습니다.

좌골신경통과 혼동하기 쉬운 병으로 대퇴신경의 통증, 다리의 근육통 등이 있습니다. 현대 의학에서 신경통을 근본적으로 치료하는 방법은 없고 통증이 발작할 때 진통제나 마취제로 아픔을 일시적으로 진정시키는 방법밖에 없습니다. 진통제로 아스피린, 아미노피린, 하이피린, 시리이민, 사루치라민 같은 것들이 있고 요즘에는 여러 가지 약재를 합성한 이루가피린, 네사도린, 세데스, 구레랑, 로이마존 같은 것들이 있으나 너무 많이 복용하거나 오래 복용하면 여러 가지 부작용이 나타납니다. 그나마 이런 약들도 통증이 심할 때에는 효과를 못 볼 때가 많습니다. 진통제 말고 부신피질 호르몬이나 자율신경 차단제 등을 쓰기도 하지만 이 방법으로도 훌륭한 효과를 기대하기는 어렵습니다.

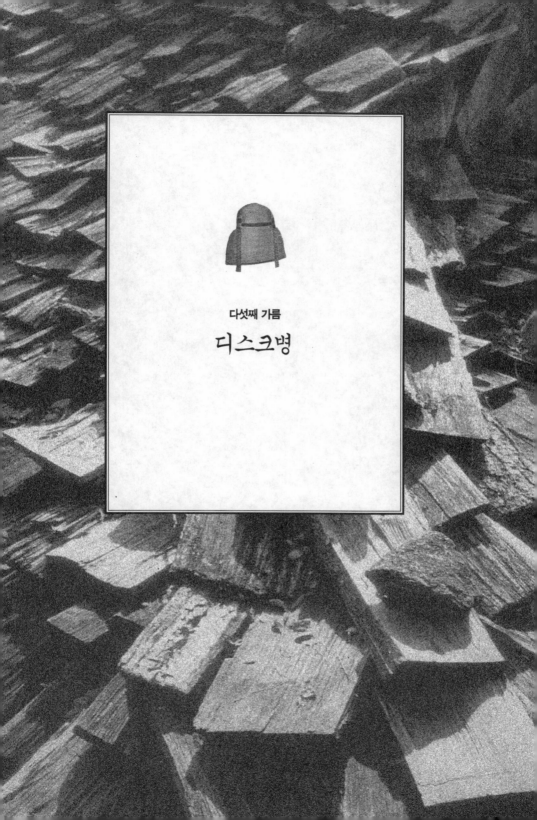

다섯째 가름

디스크병

1
디스크의 구조와 역할

허리 디스크는 척추뼈 사이에 있는 섬유테와 그 속에
들어 있는 수핵(髓核), 곧 영어로는 디스크라고 부르고
우리말로는 추간판이라고 하는 조직이 바깥으로 튀어
나오거나 파괴되어 생긴 병입니다. 의학적 용어로는 요추간판탈출
증이라고 부릅니다.

디스크병은 뼈에 탈이 난 것이 아닙니다. 대개 디스크라면 척추
뼈 사이에 있는 물렁뼈가 튀어나온 것으로 생각하기 쉬운데, 수핵
을 위아래로 덮고 있는 물렁뼈는 전혀 빠져나갈 수 없도록 뼈에 꼭
달라붙어 있어서 일부러 빼내려고 해도 빠지지 않습니다.

수핵은 질기고 둥근 고리 모양의 섬유테에 둘러싸여 있습니다.
이 섬유테가 찢어지면서 그 속에 있는 희고 빛나는 젤리와 비슷한
물질인 수핵이 밖으로 튀어나오는 병을 디스크병이라고 합니다.

추간판 곧 척추 몸통뼈 사이에 있는 원반은 둥글게 생긴 섬유테

와 그 속에 들어 있는 수핵으로 구성되어 있습니다. 섬유테의 바깥쪽은 인대로 덮여 있고 위에 있는 뼈와 아래쪽에 있는 뼈 사이는 밀봉되어 있습니다. 이를 자동차 타이어에 견준다면 섬유테는 타이어의 고무와 같고 수핵은 그 속에 든 공기와 같은 것입니다. 타이어가 차의 무게를 견딜 수 있는 것은 그 안에 있는 공기와 타이어의 탄력성 때문입니다. 추간판도 섬유테의 탄력성과 수핵에 들어 있는 물이 일종의 쿠션의 역할을 하기 때문에 체중을 지탱할 수 있습니다.

피네손이라는 사람이 측정한 바에 따르면 몸무게 70킬로그램인 사람이 서 있는 것만으로도 제3요추의 추간판에는 약 1백 킬로그램의 힘이 가해지고, 허리를 굽혀 인사를 할 때는 1백50킬로그램의 힘이 가해지며, 앉아서 절을 할 때에는 1백80킬로그램의 힘이 가해진다고 합니다. 또 똑바로 누워 있는 자세에서는 몸무게의 3분지쯤의 힘이 허리에 가해지며 옆으로 누울 때에는 70킬로그램쯤의 힘이 가해진다고 합니다. 이처럼 아무런 짐을 들거나 지고 있지 않을 때에도 허리에 상당한 힘이 가해지는데 어떤 물건을 들 때에는 그 물건 무게의 두 배 이상의 힘이 추간판을 압박하게 됩니다.

풍부한 탄력을 가진 추간판도 나이가 들면서 점차 노화되면 섬유테의 탄력이 줄어들고 수핵의 물이 줄어듭니다. 출생 직후에는 90퍼센트쯤 되던 물이 자라면서 차츰 줄어들어 70세가 넘으면 65퍼센트쯤밖에 남지 않습니다.

추간판의 탄력은 수분의 함량과 관련이 깊습니다. 나이가 들면 키가 줄어드는데 이것은 등뼈가 굽고 고관절이 충분히 펴지지 않은 것 때문이기도 하지만, 목뼈에서 허리뼈에 이르는 23개의 추간

토종의학 난치병 다스리기

판의 폭이 줄어들고 등골뼈가 짧아지기 때문이기도 합니다

　수핵의 수분 함유량은 하루에도 여러 번 바뀝니다. 이를테면 여러 시간 누워 잠을 자고 나면 추간판이 늘어나 키가 약간 커지지만 오래 서 있으면 추간판이 눌려 줄어듭니다. 특히 어린이들은 아침에 일어나자마자 키를 재면 1센티미터쯤이 낮에 잰 것보다 더 큽니다. 그러나 탄력이 줄어든 노인들한테서는 이런 일이 일어나지 않습니다.

2
삼사십대 남자한테 많이 걸리는 병

앞에서도 얘기했지만 추간판탈출증 곧, 디스크헤르니아 또는 디스크병은 추간판이 미끄러져 나온 것이 아닙니다. 추간판탈출증은 추간판이 완전히 파괴되었다는 것을 뜻합니다.

추간판 탈출은 디스크병이라는 증세가 나타나기 훨씬 전부터 시작됩니다. 추간판탈출증의 시작은 추간판의 바깥 조직인 섬유테의 한쪽 벽이 퇴화되고 약해지는 것에서부터 시작됩니다.

추간판의 탄력이 약해지면 몸무게를 받쳐 주는 힘이 줄어들기 때문에 척추뼈에 부담이 더 커집니다. 그렇게 되면 추간판 아래와 위쪽의 뼈들이 납작하게 늘어나고 연골이 마모되어 없어지는 등의 증상이 나타납니다.

추간판탈출증은 사람이 알아차리지 못하는 사이에 천천히 일어나서 허리에 통증이 올 때쯤이면 이미 추간판의 상당한 부분이 파

손된 후입니다. 디스크병의 시작은 추간판의 섬유테 한쪽 벽이 퇴화하여 약해지는 것에서부터 나타납니다. 섬유테는 대개 뒤쪽 벽이 약한데 그것은 뒤쪽 벽이 앞쪽보다 섬유테의 두께가 얇기 때문입니다.

일단 섬유테의 탄성이 약해지면 갑작스런 힘이 주어졌을 때나 몸을 비틀거나 할 때에 추간판 속 수핵의 압력에 섬유테의 약한 부분이 파열됩니다. 파열되면 수핵의 일부가 밖으로 밀려나오고 또 수핵의 힘에 밀려나온 섬유테가 점점 늘어나서 풍선처럼 부풀어오르게 됩니다.

섬유테가 파열되거나 늘어나면 수핵이 밖으로 삐져나오고 추간판이 있던 곳이 내려앉게 되어 충격 완충 장치로서의 역할을 잃어버리게 됩니다. 그렇게 되면 척추 전체의 균형도 없어지고 그 주변을 둘러싸고 있는 근육과 인대에 큰 힘이 가해지게 됩니다.

그러나 여기까지는 시작일 뿐입니다. 섬유테가 불거져 나온 부분이나 추간판 파열로 인해 빠져 나온 수핵은 척수관 속의 인대에 압박을 가하여 인대를 척수관 안으로 돌출시킵니다. 수핵의 압력에 인대가 찢겨져 나갈 수도 있고 구멍이 뚫리기도 하는데 이럴 때에 심한 통증이 생깁니다. 인대가 약간이라도 튀어나오면 척수와 척수신경을 압박하기 때문입니다.

인대의 압박은 신경의 자극과 염증의 원인이 되기도 합니다. 그 결과 압박된 신경이 닿는 부위에서 심한 통증이 생기게 됩니다.

추간판탈출증은 대개 갑자기 통증이 나타나고 통증도 심합니다. 갑작스럽게 일어나는 요통이나 또 허리를 삐었을 때 나타나는 통증은 추간판탈출일 수가 많습니다. 디스크병이 급격한 통증을 일으키는 것은 앞에서 얘기한 대로 밖으로 튀어나온 추간판의 섬유테가 신경을 눌러 압박하기 때문입니다.

추간판탈출증의 원인은 명확하게 밝혀져 있지 않습니다. 노화나, 지나친 운동, 무거운 물건을 드는 것, 외부의 상처, 지나친 노동 등이 원인이 되는 것으로 추측할 뿐입니다.

디스크병은 남자가 여자보다 두 배쯤 많이 걸리고 나이별로는 20대에 가장 많고 그 다음이 30대 그리고 10대와 40대에도 많이 걸립니다. 50대 이후에 걸리는 일은 퍽 드뭅니다.

그러나 70년대 이후로 온돌 바닥에 앉아서 생활하기보다는 의자에 앉아서 지내는 시간이 많아지면서 디스크병의 발병 연령이 차츰 높아지고 있습니다. 20~30대에 가장 많이 걸리던 것이 지금은 30~40대에 가장 많이 걸리는 것으로 나타나고 있습니다.

3
디스크병의 증상

디스크병은 추간판이 튀어나와 신경을 눌러서 통증이 생기는 것이지만, 신경 압박으로 어떻게 통증이 일어나느냐에 대해서는 뚜렷하게 밝혀진 것이 없습니다. 대개 신경이 압박을 받으면 통증보다는 마비 증상이 먼저 나타납니다. 오래 다리를 꺾고 앉아 있다가 일어설 때에 다리가 뻣뻣하고 저려지는 것을 느낄 수 있습니다. 이것은 다리를 꼬고 오래 앉았을 때 무릎의 신경이 압박되어 일어납니다.

추간판탈출증은 그 정도에 따라서 여러 종류의 통증이 일어납니다. 첫째는 몸을 움직이기 어려울 만큼 무지근한 통증이 옵니다. 이 통증은 그 부위가 어디쯤이라고 가리킬 수 있을 만큼 피부 가까이서 오는 것이 아니라 깊숙한 곳에서 우리하게 나타납니다. 이것은 손상된 추간판이나 늘어난 인대에서 오는 통증입니다. 이 통증은 몸을 뒤로 젖히거나 앞으로 구부릴 때 더욱 심해집니다.

신경을 압박해서 오는 통증은 허리가 아픈 것이 아니라 대개 좌골신경과 관계되는 까닭에 한쪽 다리나 양쪽 다리에 통증이 나타납니다. 엉덩이나 허벅지 부분, 종아리 등이 당기고 아픈데 이 증상은 기침이나 재채기를 할 때 혹은 화장실에서 뒤를 보느라 힘을 주거나 할 때 더 심해지고 편하게 누워 있으면 통증이 없어집니다.

신경 근육이 오래 압박되면 혈액의 순환이 나빠져서 신경 근육이 붓고 충혈되며 서로 맞부딪치게 됩니다. 이렇게 되면 신경선 주위에 염증이 생기고 이 염증으로 인하여 통증이 생깁니다. 디스크병에 걸렸을 때의 증상을 요약하면 대략 다음과 같습니다.

① 바로 누워서 무릎을 편 채 다리를 들어올리기가 어려워집니다. 45도쯤 들어올리면 다리가 당기는 증세 곧 좌골신경통 증세가 나타납니다. 정상적인 사람은 70도쯤 들어올려도 다리가 당기는 증상이 나타나지 않습니다. 만약 아프지 않은 다리를 들어올렸을 때 반대쪽의 아픈 다리가 더 아파지면 디스크병이라고 판단할 수 있습니다.

② 서서 무릎을 편 채 허리를 구부리면 다리에 통증이 오고 허리를 굽히기가 힘이 듭니다.

③ 허리가 옆으로 구부려집니다. 신경근의 압박을 적게 받게 하기 위해서 허리를 옆으로 구부리고 있게 됩니다.

④ 제4, 5요추의 수핵이 튀어나와 신경근이 눌린 경우에는 엄지발가락을 얼굴 쪽으로 당기는 힘이 약해지는데 심한 경우에는 발을 위로 당기기가 힘들어져 계단을 올라가기가 힘들고 또 무심코 문턱을 넘다가 걸려 넘어지는 수가 있습니다.

⑤ 제3, 4요추의 수핵이 튀어나와 신경근을 눌렀을 때에는 무릎에서 다리를 뻗는 힘이 약해져서 걸을 때 다리를 순간적으로 절뚝거리게 되는 수가 있습니다.

⑥ 제5요추 제1척추간 수핵이 빠져 나왔을 때에는 땅을 밟는 발끝의 힘이 약해지거나 발목 관절의 반사 기능이 약해집니다.

⑦ 발등이나 발목, 종아리, 다리 뒤쪽 바깥편 또는 발가락의 감각이 마치 남의 살처럼 멍하고 둔한 느낌이 듭니다.

⑧ 추간판이 가운데로 튀어나왔을 때에는 두 엉덩이의 감각이 둔해지며 대변이나 소변을 보기가 힘들어지고 양다리가 마비되는 등의 증상이 나타납니다.

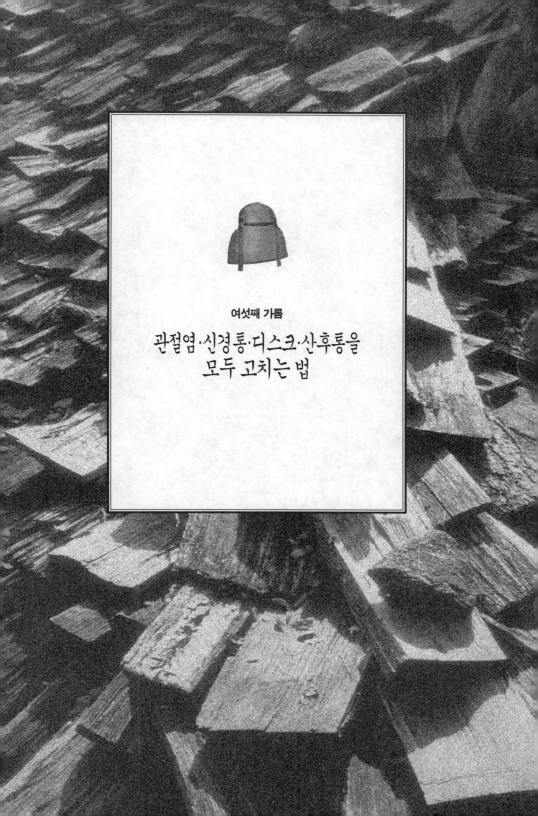

여섯째 가름

관절염·신경통·디스크·산후통을
모두 고치는 법

관절염·신경통·디스크·산후통을 모두 고치는 법

관절염, 신경통, 디스크, 산후통은 가장 흔한 병이면서 몹시 고통스러운 병입니다. 그러나 지금까지 서양 의학적 방법이건 동양 의학적 방법이건 뚜렷한 치료법이 없습니다. 실제로 가장 많은 사람이 고통을 받고 있으면서도 그 고통을 덜어 줄 방법이 거의 없는 것이 이들 질병입니다.

이들 병들은 아직까지 과학적으로 뚜렷한 원인이 밝혀지지도 않았고 근본적으로 치유할 수 있는 약물도 개발되지 않았습니다. 수십년 동안 이 질병들로 고생하면서 수술, 식이요법, 약물요법, 등 온갖 치료법들을 다 써 보았지만 결국 병을 고치기는커녕 병만 더욱 깊어진 경우가 무수히 많습니다.

지은이는 여러 해 동안 수많은 관절염, 신경통, 디스크, 산후통 환자를 자연 요법으로 치료해 왔는데, 그 대부분이 나았습니다. 지은이의 경험으로 볼 때 관절염, 디스크, 신경통, 산후풍은 결코 고치기 어려운 병이 아닙니다. 반대로 쉽게 낫는 편이었습니다. 특히 산후풍은 일반적으로 가장 고치기 어려운 병이라고 알려져 있지만 저희 치료법으로는 그 반대로 가장 잘 나았습니다. 여러 해 동안 많은 환자를 치료하여 좋은 효과를 거두었습니다.

1
관절염·신경통·디스크·산후풍을
모두 다스리는 처방

· 집오리 2마리(털과 똥을 빼내고 씁니다)
· 밭마늘 굵은 것 1접, 자잘한 것 1접
· 굵은파 25뿌리(수염뿌리를 포함한 흰 부분만)
· 다슬기(민물고둥)   10킬로그램
· 석룡자(도마뱀)   1근(6백 그램)
· 백강잠   3.5근
· 우슬(쇠무릎지기)   ″
· 원방풍   ″
· 강활   ″
· 속단   ″
· 행인   ″
· 백개자   ″
· 신곡   ″
· 맥아   ″
· 천궁   ″
· 익모초   ″
· 모과   ″

· 금은화　　　　　　　"
· 유근피　　　　　　　"
· 당귀　　　　　　　　"
· 포공영(민들레)　　　"
· 공사인　　　　　　　"
· 익지인
· 백두구　　　　　　　"
· 초두구　　　　　　　"
· 백출　　　　　　　　"
· 홍화씨
· 동쪽으로 뻗은 솔뿌리 8근 (조선소나무 뿌리)
· 생강　　　　　 1.5근
· 감초　　　　　　　　"
· 대추　　　　　　　　"
· 하고초　　　　　　　"
· 석고 3.5근　　　　　(혈액형이 O형일 때에만 씁니다.)

2
병이 가벼울 때 쓰는 간이 처방

관절염. 신경통, 디스크, 산후풍의 증상이 그다지 심하지 않은 때에는 다음의 처방을 씁니다. 이 처방을 써도 웬만한 증상은 대개 효과를 봅니다. 아래 처방은 15일 동안 복용할 양입니다.

· 집오리 1마리(털과 똥을 빼내고 씁니다)
· 밭마늘 반접
· 생강 3백 그램
· 굵은파 15뿌리(수염뿌리를 포함한 흰 부분만 씁니다)
· 동쪽으로 뻗은 솔뿌리 3근 (조선소나무 **뿌리**)
· 강활   1근
· 우슬   1근
· 원방풍   1근
  감초 100 그램

3
달이기 불편할 때 쓰는 첩약 처방

약을 한꺼번에 달이기 힘들고 번거로울 때에는 다음의 약재들을
달여서 하루 동안 복용합니다. 증상이 몹시 심하지 않을 때에 씁니
다. 하루 6~8번 밥먹기 전과 뒤, 그리고 잠자기 전에 복용합니다.

- 석룡자(도마뱀)   2마리(법제한 것을 씁니다)
- 백강잠   20그램(법제한 것을 씁니다)
- 강활   20그램
- 우슬   "
- 원방풍   "
- 속단   "
- 모과   "
- 익모초   "
- 백출   "
- 천궁   "
- 당귀   "
- 행인   "

- 백개자　　　　　　"
- 신곡　　　　　　　"
- 맥아　　　　　　　"
- 공사인　　　　　　"
- 익지인　　　　　　"
- 백두구　　　　　　"
- 초두구　　　　　　"
- 금은화　　　　　　"
- 유근피　　　　　　"
- 포공영　　　　　　"
- 홍화씨　　　　　　"
- 동쪽으로 뻗은 솔뿌리 60그램 (조선소나무 뿌리)
- 하고초　　　　　　8그램
- 생강　　　10쪽
- 감초　　　10쪽
- 대추　　　10개

4
약 달이기와 법제법

좋은 약재를 고르는 요령

 좋은 약재를 써야 효능이 높은 약재를 만들 수 있습니다. 품질이 나쁘거나 오염된 약재를 쓰면 병 치료에 도움이 되기는 커녕 오히려 몸에 해로울 수도 있습니다. 그러므로 약성이 높고 품질이 좋은 약재를 구하는 일은 무엇보다도 중요합니다. 지금 우리나라에 유통되고 있는 약재의 상당수가 중국에서 수입한 것들입니다. 값이 싸고 종류도 풍부한 중국산에 밀려 국산 약재는 설자리를 잃어가고 있습니다.

그런데 대부분의 중국산 약재는 우리나라에서 난 것에 견주어 약효가 형편없이 떨어집니다. 이것은 중국이 우리나라와는 기후와 토양이 달라서이기도 하고 또 우리나라에 들어오는 것들이 대개 오래 묵은 것들이기 때문이기도 합니다. 게다가 중국산 약재는 수입하는 과정에서 방부제나 살충제, 살균제 같은 농약을 많이 뿌리기 때문에 병을 고치려고 먹은 약이 오히려 몸에 해가 되는 수도 있습니다.

관절염, 신경통, 디스크, 산후통 치료에 들어가는 약재는 반드시 우리나라에서 난 것을 써야 제대로 효험을 볼 수 있습니다. 우리나라에서 난 것 중에서도 재배한 것이 아닌 자연산을 써야 기대하는 만큼 효험이 나타납니다.

공사인, 익지인, 백두구, 초두구, 감초 등 우리나라에서 나지 않는 몇가지를 빼고는 모든 약재를 우리나라에서 난 것을 써야 합니다. 민들레, 금은화, 오미자, 차전자 등의 약재를 국산과 중국산을 견주어 보면 우리나라에서 자란 것이 약효가 훨씬 높게 나타납니다.

직접 산에 가서 구하거나 시골에 사는 사람, 약초 가게 전문 약초꾼에게 부탁해서 품질 좋은 국산 약재를 구하는 것이 병을 고치는 데 가장 중요한 것입니다. 구하기 어렵고 값이 몇 배 비싸다 할지라도 우리나라에서 난 자연산 약재를 써야 병을 고칠 수 있습니다. 나라에서 난 자연산 약재를 써야 병을 고칠 수 있습니다.

① 약 달이는 솥 준비

약재의 전체 분량이 많고 부피가 크므로 매우 큰 솥이 필요합니다. 큰말로 열 말(2백 리터)넘게 들어가는 스테인레스 솥을 주문하여 만들어 쓰는 것이 약 달이기에 용이합니다. 시골 농가에서 쇠죽 끓일 때 쓰는 무쇠 가마솥을 이용할 수도 있으나 약물이 바닥에 눌어붙기 쉬우므로 가마솥 바닥에 촘촘한 쇠그물로 된 시루를 얹어 놓고 약재를 달여야 합니다.

약 달이는 솥을 만들려면 지름이 1미터 이상, 높이가 1.3미터 이상이 되게 해야 합니다. 그보다 작으면 약재를 다 넣을 수가 없습니다. 재질은 스테인레스가 좋고 무쇠나 알루미늄 같은 것은 좋지 않습니다. 약재 중에는 쇠를 꺼리는 것이 있기 때문입니다.

② 약 달이는 방법

유황 약오리를 비롯한 스물 여섯에서 서른 가지쯤 되는 약재들을 솥에 넣고 약재 부피보다 물을 3~4배쯤 붓고 끓입니다. 장작불로 끓이는 것이 가장 좋으나 가스불로 끓여도 됩니다. 물이 끓기 시작하면 불을 약하게 낮추어 놓고 24시간쯤을 달입니다. 약한 불로 오래 달여야 약재 속에 들어 있는 약성분이 고루 잘 우러나오게 됩니다. 센 불로 급하게 달이면 약재 속에 들어 있는 갖가지 중금속 성분이나 농약 성분이 우러나올 수도 있습니다. 옛 책에는 오동나무 숯으로 달이는 것이 가장 좋다고 하였는데 오동나무 숯불은 불힘이 약하면서도 은은하게 오래 지속되기 때문입니다.

24시간쯤을 달여 약성분이 충분히 우러나오면 약재 찌꺼기를 건져내어 이를 짜지 말고 물만 따라서 받은 다음 은은한 불로 다시 24시간쯤 농축시킵니다. 너무 진하게 졸이면 고약 같이 되어 먹기가 불편하므로 약간 걸쭉할 정도로 달이는 것이 좋습니다.

약 달일 때 주의해야 할 것은, 약을 달이는 도중에 물이 부족하여 물을 더 부어야 할 때에는 반드시 뜨거운 물을 부어야 합니다. 찬물을 부으면 약성이 많이 줄어들게 됩니다. 물도 수돗물 같은 것은 피하고 좋은 생수나 지하수를 쓰는 것이 좋습니다.

이렇게 달인 약물을 한약 포장팩에 담으면 1백20cc짜리로 2백개쯤 됩니다. 대략 두 달쯤 먹을 분량이지요. 이렇게 포장팩에 담은 약을 물에 넣고 30분 이상 끓여서 냉장고에 햇볕이 들지 않는 서늘한 곳에 두고 보관합니다. 팩에 담은 약을 다시 한번 더 끓이는 이유는 그렇게 해야 완전히 멸균되어 오래 두어도 변질되지 않기 때문입니다.

약을 달이는 데에는 정성이 많이 듭니다. 만약에 약 달이는 시간을 제대로 지키지 않거나, 방법을 정확하게 지키지 않으면 약효가 제대로 나타나지 않습니다.

큰 솥을 구하기가 어려우면 작은 솥에 여러 번으로 나누어 달일 수도 있습니다. 작은 솥에 나누어 달일 때에도 마지막에 약을 진하게 농축시킬 때에는 반드시 한 군데 합쳐서 졸여야 합니다. 그러나 약재를 나누어서 달이면 대개 약효가 훨씬 줄어듭니다.

③ 약물의 보관

팩에 담은 약물은 냉장고의 냉장실에 보관하는 것이 제일 좋고 아니면 햇볕이 들지 않고 서늘한 곳에 그냥 두어도 괜찮습니다. 보존 기간이 한 달을 넘을 때에는 한 달에 한 번씩 약봉지를 물에 넣고 30분 이상 끓여서 보관합니다.

④ 석룡자와 백강잠을 법제하는 방법

석룡자와 백강잠은 독이 약간 있으므로 법제해서 씁니다. 법제란 약재를 가공해서 품질을 높이며 오래 보관하게 하고 조제와 제재에 편리하게 하며 부작용과 독성을 낮추면서 치료 효능을 높이도록 하는 것을 말합니다.

약재를 법제해서 쓰는 것은 매우 중요합니다. 법제를 하지 않거나 법제를 잘못한 약재를 쓰면 약성이 나타나지 않거나 독성 물질로 인해 큰 피해를 입을 수도 있습니다. 이를테면 부자는 오래 전부터 몸을 덥게 하는 보약으로 흔히 써 온 약재입니다. 그런데 부자에는 독이 매우 센 알칼로이드가 들어 있어서 그대로 쓰면 사람이 죽을 수도 있습니다. 그러므로 옛사람들은 부자를 가공하여 포부자를 만들어 안전하게 써 왔습니다. 또 끼무릇이라 부르는 반하도 그대로 쓰면 입안의 점막이 헐어서 고생하게 됩니다. 그러므로 이 약재도 생강으로 법제를 해서 써야 합니다.

법제를 하면 약재의 성질이 달라지는 것도 있습니다. 이를테면, 지황을 보기로 들면 생지황은 열을 내리는 작용이 있어 열병을 치료하는 데 쓰고, 생지황을 아홉 번 쪄서 말리기를 반복한 숙지황은 피를 보하는 작용이 있어 보약으로 씁니다.

석룡자는 그대로 쓰면 맛이 비리고 역하여 먹기 힘들뿐 아니라 가루로 만들기도 힘듭니다. 그러나 굽거나 볶으면 맛도 좋고 가공하기에도 편리합니다. 또 무엇보다도 독을 완전히 없앨 수 있습니다.

백강잠 역시 독을 없애고 약성을 높이며 보관하기 좋게 하기 위해서는 법제를 해야 합니다.

석룡자와 백강잠을 법제하는 방법에 대해서는 옛 의학책에 꽤 여러 가지가 나와 있으나 독을 완전히 없애려면 다음과 같이 하는 것이 가장 좋습니다.

생강을 깨끗하게 씻은 다음 3~5밀리미터쯤으로 얇게 썰어서 스테인레스로 만든 솥에 담습니다. 알루미늄이나 양은 그릇은 안됩니다. 얇게 썬 생강을 4~5센티미터 두께로 스테인레스솥 바닥에 깔고 그 위에 석룡자나 백강잠을 얹어 놓고 뚜껑을 덮고 불을 때서 푹 찝니다. 한참 후에 생강이 타면서 연기가 나기 시작하면 석룡자나 백강잠을 꺼내어 잘 말려서 약으로 씁니다. 찔 때 불이 너무 세거나 너무 오래 찌면 백강잠이나 석룡자가 타 버릴 수도 있으므로 주의해야 합니다. 대개 30~40분쯤 찌는 것이 좋습니다. 법제하는 데 쓴 생강은 버립니다. 생강은 석룡자나 백강잠을 비롯 반하, 전갈, 지네, 복어알 같은 독성이 있는 약재를 법제하는 데 흔히 씁니다.

⑤ 약 먹는 법

ㄱ) 복용량

처음에는 한번에 반 봉지쯤 먹기 시작하여 몸에 흡수되는 것을 봐 가면서 차츰 양을 늘립니다. 관절염이나 신경통, 디스크, 산후통 환자는 체력이 약해지고 위장기능도 떨어져 있기 때문에 한꺼번에 많은 양을 먹으면 몸에서 받아들이지 못합니다. 한 번 먹는 양이 반 봉지(대략 60-65cc)를 넘지 않도록 조금씩 자주 복용하십시오.

약을 먹는 중에 설사가 나거나 소화가 잘 되지 않으면 복용을 중단하고 위장기능이 정상으로 돌아올 때까지 하루나 이틀쯤 기다렸다가 복용합니다. 환자의 체력과 소화능력에 따라 먹는 양을 조절하되 1-3봉의 범위 안에서 복용합니다. 열여섯살이 안된 어린이나 체력이 몹시 쇠약한 사람은 양을 반쯤으로 줄여서 복용합니다.

다음의 보기와 같이 복용량을 늘려 나갈 수 있습니다.

① 복용 첫 날에서 3-5일 까지는 약 2봉지를 하루 6-7번에 나누어 복용
② 6일째 이후부터는 하루에 3봉지를 6-7번으로 나누어 복용

ㄴ) 복용시간

약은 조금씩 자주 복용하는 것이 원칙입니다. 아침, 점심, 저녁으로 밥 먹기 30분전, 밥 먹고 30분 뒤, 그리고 잠자기 30분전 이렇게 하루 7번 복용합니다.

약은 반드시 따뜻하게 데워서 복용해야 합니다. 찬 것을 복용하면 위에서 제대로 흡수를 못합니다.

ㄷ) 약을 먹는 동안 피해야 할 것

약을 먹는 동안에는 술을 마시거나 담배를 피우지 말아야 합니다. 돼지고기, 닭고기, 밀가루음식, 커피, 녹두, 오이, 명태, 두부, 땅콩, 갖가지 인스턴트 식품 등도 먹지 말아야 합니다. 그리고 일체의 성행위를 해서는 안됩니다. 이같은 금기사항들을 반드시 지켜야만 약효가 제대로 나타납니다.

5
관절염·신경통·디스크·산후통에 좋은 식이요법

관절염, 디스크병, 신경통, 산후풍은 다 한가지로 아파
보지 않으면 그 고통을 알지 못한다는 말이 있을 만큼
고통이 심한 질병입니다. 이들 질병의 원인은 여러 가
지가 있겠으나 음식을 제대로 먹지 않은 것이 원인이 될 수도 있습
니다. 이를테면 백설탕이나 전분질 등 너무 많이 먹으면 관절의 연
골 안에 칼슘이 침착되어 관절염이 생길 수 있습니다. 또 고기류를
너무 많이 먹으면 혈액 속에 요산의 농도가 높아져서 통풍이나 신
경통의 원인이 된다는 주장도 있습니다. 관절염, 디스크병, 신경
통, 산후풍 같은 질병들은 어혈이 몸 안에 축적되고 독소가 쌓여서
발병하는 경우가 많은데 영양의 과잉이나 부족, 불균형과 밀접한
관련이 있습니다. 관절염, 디스크병, 산후병, 신경통을 완전히 퇴
치하려면 약물요법과 함께 식이요법을 겸해야 합니다. 혈액 속의
독소를 없애기 위해서는 가공되지 않은 자연 식품, 산나물이나 들

나물 곧, 갖가지 비타민이나 미량 원소들이 많이 들어 있는 식품을
섭취하는 것이 좋습니다.

① 밥짓기

쌀, 현미, 강낭콩, 조, 율무, 수수, 옥수수, 쥐눈이콩 등으로 잡곡
밥을 지어먹도록 합니다. 천천히 오래 씹어서 먹고, 또 과식을 하
지 않도록 주의합니다.

② 좋은 소금 섭취

굵은 천일염을 센 불로 한시간 이상 볶아서 씁니다. 모든 반찬이
나 국, 김치, 고추장, 된장, 간장 등을 만들 때 볶은 소금으로 간을
맞춥니다. 소금을 볶을 때 유독가스가 나오므로 밀폐된 공간에서 볶
지 않도록 하십시오. 볶은 소금 대신 죽염을 쓰면 더욱 좋습니다.

③ 오리고기

오리고기는 염증을 삭이는 데 효과가 높습니다. 또 오리의 뇌 속
에는 강한 해독제가 들어 있습니다. 관절염이나 디스크병, 신경통,
산후통 환자는 오리고기를 수시로 먹는 것이 치료에 큰 도움이 됩
니다.

오리를 털과 똥만 빼내고 푹 끓였다가 식혀서 위에 뜬 기름을 숟
가락으로 건져내고 거기에 파, 마늘, 생강, 같은 양념을 듬뿍 넣고
볶은 소금이나 죽염으로 간을 맞추어 먹습니다. 오리는 체력을 튼
튼하게 하고 피를 맑게 하고 중풍을 예방합니다.

④ 산나물과 채소

쑥, 달래, 냉이, 머위, 취나물, 돌나물, 두릅 같은 산나물과 시금 치, 양파, 상추, 호박, 당근 같은 채소를 많이 먹는 것이 좋습니다. 특히 관절염 환자는 빈혈이 오거나 뼈가 약해져서 골다공증이 올 수도 있으므로 칼슘이 많이 들어 있는 식품인 멸치와 미역, 다시 마, 김 같은 해조류를 많이 섭취해야 합니다. 표고버섯, 느타리버 섯, 팽이버섯 등도 좋습니다.

채소와 과일은 가능하면 비료와 농약을 치지 않고 재배한 것이라 야 합니다. 관절염, 디스크병, 산후통, 신경통은 대부분 음식을 잘 못 먹어 생기는 것입니다. 자연과 가장 가까운 음식을 먹고 자연에 가장 가까운 생활로 돌아가면 병은 저저로 물러가게 마련입니다.

⑤ 참기름, 들기름

참기름이나 들기름 같은 식물성 기름에는 리놀산, 리놀레인산 등이 많이 들어 있어 염증을 억제하는 작용이 강합니다. 체질에 따 라 참기름, 들기름, 콩기름, 홍화씨 기름, 잣, 등푸른 생선을 많이 먹어야 합니다.

튀김이나 무침 같은 기름을 사용하는 모든 음식이나 요리에 참 기름이나 들기름을 쓰는 것이 현명합니다.

⑥ 체질에 맞는 음식

사람마다 체질이 다르고, 또 그 체질에 맞는 음식을 먹어야 건강 할 수 있습니다. 육식성 동물인 고양이에게 풀을 먹이면 살 수가 없고, 반대로 초식동물인 염소에게 고기를 먹이면 살 수 없습니다.

이처럼 사람도 체질이 각기 달라서 한가지 음식을 놓고 그것을 먹어서 몸에 도움이 되는 사람이 있고, 해가 되는 사람도 있습니다. 이를테면 보리는 몸에 열이 많은 소양 체질의 사람에게는 이로운 식품이지만 몸이 찬 편인 소음 체질이나 태음 체질에게는 많이 섭취하면 오히려 해가 될 수도 있습니다.

사람의 체질은 네 가지로 나누기도 하고 여덟 가지로 나누기도 하며, 두 가지로 나누는 사람도 있습니다. 그러나 엄밀하게 말하면 모든 사람이 다 체질이 다를 수 있으므로 어떤 고정된 틀을 정해 놓고 거기에 맞추어 당신 체질은 이것이니 이 체질에 맞는 음식만 섭취하십시오 라고 할 수는 없습니다. 여기서는 일반적인 방법대로 4가지 체질로만 나누어 설명하겠습니다.

ㄱ) 모든 체질에 다 좋은 식품
곡류: 쌀, 강낭콩, 메조, 옥수수, 쥐눈이콩
채소: 양배추, 푸른 상추, 시금치, 쑥갓, 가지, 아욱, 냉이, 쑥, 파슬리, 취나물, 표고버섯, 송이버섯, 우엉, 연뿌리, 마늘, 고추
과일: 토마토, 딸기, 무화과, 복숭아
고기: 바다 장어, 마른명태, 도미, 미꾸라지, 멸치
기타: 죽염, 도토리

ㄴ) 모든 체질에 다 나쁜 식품
흰설탕, 흰밀가루, 정제한 소금, 달걀 무정란, 유색 상추(푸른색은 제외)

ㄷ) 체질에 맞는 음식 분류

소양인

■ 이로운 음식

곡물류: 쌀, 녹두, 보리, 검은팥, 통밀가루, 색이 있는 콩, 메밀, 검정깨, 들깨

채소류: 배추, 푸른 상추, 푸른 야채, 시금치, 열무, 미나리, 샐러리, 신선초, 취나물, 오이, 마늘, 무, 연근, 토란, 우엉, 가지, 호박

과일류: 감, 곶감, 배, 포도, 참외, 수박, 딸기, 멜론, 바나나, 파인애플

고기류(생선): 오리고기, 돼지고기, 소고기, 계란, 대부분의 어패류

기타: 황설탕, 천일염, 영지

■ 덜 이로운 음식

곡물류: 찹쌀, 차조, 수수, 흰밀가루, 붉은콩, 흰콩, 율무, 참깨

채소류: 감자, 고구마, 파, 양파, 당근, 도라지, 더덕, 마, 생강, 카레, 후추, 겨자, 유색 상추

과일류: 사과, 귤, 오렌지, 레몬, 밤, 대추, 호두고기류(생선): 닭고기, 개고기, 노루고 기, 양고기, 조기

해조류: 미역, 김, 다시마

기타: 흰설탕, 흰소금, 인삼, 녹용, 꿀, 화분

소음인

■ 이로운 음식

곡물류: 쌀, 찹쌀, 차조, 통밀가루, 흰콩, 유색콩, 옥수수, 감자, 고구마

채소류: 푸른 상추, 양배추, 시금치, 파, 양파, 생강, 마늘, 고추, 취나물, 무, 연근, 우 엉, 가지, 호박

과일류: 사과, 귤, 오렌지, 토마토, 복숭아, 대추

고기류(생선): 오리고기, 닭고기, 소고기, 양고기, 염소고기, 보통 생선(조기, 명태, 멸 치, 도미, 바다 장어)

해초류: 미역, 김, 다시마, 파래기타: 황설탕, 천일염, 참기름, 인삼, 녹용, 꿀

■ 덜 이로운 음식

곡물류: 보리, 팥, 흰밀가루, 메밀 , 수수, 검정콩, 녹두, 율무, 검정깨, 들깨

채소류: 배추, 케일, 유색 상추, 미나리, 샐러리, 도라지, 더덕, 당근, 오이

과일류: 참외, 수박, 멜론, 감, 곶감, 포도, 밤, 잣, 배, 바나나

고기류(생선): 돼지고기, 조기, 새우, 게, 귤, 오징어, 낙지, 갈치, 고등어, 청어

기타: 흰설탕, 흰소금, 영지, 찬 음식, 얼음, 맥주, 신선초

태양인

■ 이로운 음식

곡물류: 쌀, 통밀가루, 보리, 검정팥, 검정콩, 색이 있는 콩, 호밀, 검은깨, 들깨, 메밀 ,
　　　　메조

채소류: 배추, 양배추, 케일, 푸른 상추, 푸른 야채, 취나물, 가지, 오이, 토마토

과일류: 배, 감, 곶감, 포도, 귤, 오렌지, 모과, 복숭아, 잣, 살구, 딸기, 바나나, 파인애플

고기류(생선): 바다에서 나는 어패류, 새우 조개, 굴, 오징어, 청어, 고등어

해초류: 김, 미역, 다시마, 기타, 해조류기타: 녹차, 황설탕, 천일염

■ 덜 이로운 음식

곡물류: 찹쌀, 차조, 수수, 흰밀가루, 흰콩, 율무, 땅콩, 빨간 팥, 참깨, 참기름

채소류: 무, 당근, 도라지, 더덕, 마, 열무, 미나리, 샐러리, 유색 상추

과일류: 참외, 사과, 밤, 대추, 호두, 은행, 참외, 멜론, 수박

고기류(생선): 모든 육류

기타: 흰설탕, 우유, 계란, 기름진 음식, 흰소금, 꿀, 화분, 인삼, 녹용, 영지, 홍차

태음인

■ 이로운 음식

곡물류: 쌀, 통밀가루, 찹쌀, 차조, 수수, 흰콩, 빨간 팥, 유색콩, 율무

채소류: 감자, 고구마, 무, 당근, 도라지, 더덕, 연근, 마, 우엉, 시금치, 양배추, 푸른
상추, 취나물, 마늘, 파, 양파, 생강, 콩나물, 가지, 호박

과일류: 사과, 귤, 수박, 밤, 호두, 잣, 은행

고기류(생선): 오리고기, 소고기, 개고기, 닭고기, 여러 가지 생선(조기, 명태, 멸치,
　　　　　　　도미, 바다 장어)
해초류: 미역, 김, 다시마기타: 황설탕, 천일염, 인삼, 녹용

■ 덜 이로운 음식
곡물류: 보리, 메밀 , 흰밀가루, 검정콩, 검정팥, 녹두, 검정깨, 들깨
채소류: 배추, 케일, 유색 상추, 미나리, 신선초, 샐러리, 숙주나물
과일류: 감, 곶감, 포도, 대추, 참외, 멜론, 모과
고기류(생선): 조개류, 게, 새우, 굴, 오징어, 낙지, 갈치, 고등어, 청어, 꽁치, 참치
기타: 흰설탕, 흰소금, 영지

체질 분류법

　체질을 정확하게 분별하기는 어렵습니다. 현재 체질 분류법으로
완력 검사, 오링 테스트, 체형이나 성격을 보고 판단하는 방법, 혈
액형을 보고 판단하는 방법 등이 있는데 그 중 어느 것이 가장 좋
은 방법이라고 단정짓기는 어렵습니다. 체질을 판별하는 방법에
따라서 혹은 검사하는 사람에 따라서 다른 체질로 분별될 수가 있
기 때문입니다.

　체질 감별은 그 분야의 전문가한테 검사를 해서 알아보는 방법
이 바람직합니다. 여기서는 간단하게 혈액형을 통한 감별법만 소
개합니다. 한가지 일러둘 것은 이 방법이 반드시 정확한 것은 아니
라는 것입니다.

■ 소양 체질
몸에 화기(火氣)는 지나치게 많고 수기(水氣)는 모자랍니다. 한마디로 열이 많은 체
질입니다. 심장의 기능은 튼튼하지만 콩팥의 기능이 약합니다. 대개 혈액형이 O형인
사람이 많습니다. 공해로 인한 독에 매우 약한 편이고 간암이나 위암 환자에 소양인

체질이 많습니다. 보약으로 익모초가 좋고, 성질이 뜨거운 약재인 인삼, 부자, 초오는 좋지 않습니다.

■ 소음 체질
소양 체질과는 반대로 수기는 지나치게 많고 화기는 모자랍니다. 신장 기능은 왕성하지만 심장의 기능이 모자랍니다. 혈액형은 대개 B형입니다. 몸이 찬 편이므로 성질이 따뜻한 음식이나 약을 먹는 것이 좋습니다. 어떤 약이든 약효가 잘 나타나는 편이며, 인삼, 부자 같은 성질이 뜨거운 약재가 보약으로 좋습니다. 소음 체질은 대개 소화 기능이 허약합니다.

■ 태음 체질
음양 오행 학설로 볼 때 목기(木氣)는 지나치게 많고 금기(金氣)는 모자랍니다. 그러므로 간의 기능은 왕성하지만 폐의 기능이 약합니다. 혈액형은 대개 A형이며 폐결기능이 약하므로 폐결핵, 폐암, 같은 폐질환을 주의해야 합니다. 폐암 환자의 대부분이 태음 체질입니다. 폐기능을 높이는 식품과 약재, 그리고 몸을 따뜻하게 하는 녹용이나 쑥이 보약으로 좋습니다.

■ 태양 체질
태양 체질은 매우 드뭅니다. 음양오행설로 볼 때 금기(金氣)는 지나치게 많고 목기(木氣)는 모자랍니다. 혈액형이 AB형인 사람 중에 드물게 나타납니다. 좀처럼 병에 걸리지 않으나 한 번 병에 걸리면 여간해서는 잘 낫지 않는 체질입니다.

오링 테스트 — 세포는 자기가 좋아하는 것을 스스로 안다

요즘 체질을 알아내는 방법으로 오링 테스트(O-ring test)를 씁니다. 그 방법이 간편하여 널리 쓰이고 있습니다.

주어지나에 따라 체질을 알아내는 방법입니다. 대개 왼손에 식품이나 약재를 쥐고 오른손의 엄지나 검지로 동그라미를 만들어 손가락 끝을 붙이고 힘을 준 다음 그 손가락을 다른 사람이 펴 보아서 손가락에 걸리는 힘에 따라서 체질을 알아냅니다.

신기하게도 식품의 종류, 검사 받는 사람에 따라서 손가락에 주어지는 힘이 다르게 나타납니다. 이를테면 소음 체질인 사람이 감자나 쌀을 쥐었을 때는 힘이 세어지고 보리나 팥을 쥐었을 때는 힘이 약해집니다.

이 방법은 ' 같은 성질의 것은 밀어내고 반대 성질의 것은 잡아당기는 음양의 이치를 극명하게 보여주는 자연계의 한 현상입니다. 자석과 마찬가지로 인체를 구성하고 있는 세포들은 가까이에 다가온 식품의 성질을 스스로 판별하여 온몸의 세포에 그 정보를 전달하여 반응하게 하는 본능적인 능력을 지니고 있습니다. 세포들은 접촉을 통해서만 아니라 빛, 소리, 또는 마음의 상태에 따라서 각기 다르게 반응합니다.

세포들은 자기가 좋아하는 것과 싫어하는 것에 대한 분명한 반응을 보이고 그 반응이 오링 테스트로 나타납니다. 인체의 각 세포들은 자기에게 도움이 되는 영양 물질과 물, 산소 같은 것을 본능적으로 찾는 반면 독이나 노폐물, 탄산가스 같은 것은 멀리하려 애씁니다.

세포는 자기가 좋아하는 것이 가까이 올 때 힘을 내고 싫어하는 것이 가까이 올 때 힘을 잃는다는 것이 오링 테스트의 기본 원리입니다.

오링 테스트는 체질을 감별하는 간단한 방법으로 널리 쓰이고 있습니다.

6

뜨겁지 않은 쑥뜸 뜨기

관절염, 디스크병, 산후통, 신경통 치료의 보조 요법으로 쑥뜸이 큰 도움이 될 수 있습니다. 쑥뜸은 염증을 치료하고 몸의 면역 기능을 높이며 혈액을 맑게 하고 혈액의 흐름을 좋게 하는 등, 다양한 효과가 있습니다.

관절염, 디스크병, 신경통, 산후통 환자는 소화 기관의 기능이 약해지기 쉽고, 또 관절염이나 신경통 치료약에는 위장을 해치는 것이 적지 않습니다. 배에 쑥뜸을 뜨면 위장 기능이 좋아지고 염증이 나으며 위액이 잘 나오게 됩니다.

만성 소화기 질병을 뜸으로 치료하였더니 만성 위염과 위궤양에 72.4퍼센트의 치료 효과가 있었고, 위하수에는 87퍼센트의 효과가 있었다고 합니다.

뜸은 갖가지 염증 치료에도 효과가 높아 관절염이나 신경통, 요통 등을 뜸으로 고친 사례가 적지 않습니다.

1) 관절염·신경통에는 간접뜸이 좋다

뜸은 간접뜸과 직접뜸으로 나눌 수 있습니다. 직접뜸은 쑥뭉치를 뜸을 뜨려는 부위에 놓고 불을 붙여 태워서 쑥불이 직접 살에 닿아서 뜸흉터가 남게 하는 방법이고 간접뜸은 뜨려는 자리에 마늘, 생강, 부자, 소금 같은 것을 놓고 그 위에 쑥을 얹어 태워 흉터가 남지 않게 하는 방법입니다.

대개 직접뜸은 치료 효과가 크고 빠르지만 몹시 뜨겁고 통증이 심하고, 흉터가 남으며, 체력을 크게 소모시킬 뿐 아니라 잘못하면 부작용이 생기는 등의 단점이 있고, 간접뜸은 효과는 좀 느리지만 뜨겁지 않고 흉터가 생기지 않으며 부작용이 거의 없는 등의 장점이 있습니다.

직접뜸의 장점과 간접뜸의 장점만을 취하여 개량한 쑥뜸법이 민간 의학자 심주섭 할아버지가 고안한 링쑥뜸법입니다. 링쑥뜸법은 콩가루와 밀가루를 섞어 반죽하여 만든 지름 5센티미터쯤 되는 받침대를 뜸자리 위에 놓고 그 위에 쑥을 놓고 불을 붙여 태우는 것입니다.

2) 뜸뜨는 데 필요한 재료

쑥

시중의 건재 약방이나 의료기 판매 가게에서 뜸쑥으로 가공해 놓은 것을 구해서 씁니다. 강화도나 백령도에서 난 싸주아리쑥이 약효가 제일 높다고 합니다.

링 받침대

링 받침대는 뜸불로 인한 화상을 입지 않으면서도 뜸의 효과를 얻을 수 있도록 만든 것입니다. 날콩가루와 밀가루를 7:3의 비례로 반죽하여 만들며 만드는 방법은 아래와 같습니다.

① 날콩가루 350그램과 밀가루 150그램을 잘 섞는다.

② 물을 부어 반죽을 한다. 너무 질지도 않고 되지도 않게 반죽이 되어야 한다.

③ 반죽을 밥상이나 널빤지 같은 평평한 곳에 놓고 바닥에 밀가루를 살짝 뿌린 다음 홍두깨로 두께가 1.5~2센티미터쯤 되게 민다.

④ 밀어 놓은 반죽을 지름이 6센티미터쯤 되는 작은 원형 그릇 같은 것으로 찍어낸 다음 반죽의 가운데 부분을 지름이 2~2.5센티미터쯤 되는 작은 원형그릇으로 다시 찍어내어 도넛 모양으로 만든다. 받침대 15개쯤을 만들 수 있다.

⑤ 도넛 모양으로 만든 받침대를 평평한 널빤지에 옮겨 그늘에서 4~5일쯤 말린다. 햇빛에 말리면 금이 가서 못쓰게 된다.

⑥ 완성된 링 받침대는 바깥 지름이 5센티미터, 안지름이 2.5센티미터, 높이가 1~1.5센티미터쯤이다.

나무절구

나무절구는 어린아이 주먹 만한 뜸장을 손쉽게 만들기 위한 기구입니다. 뜸장을 손으로 비벼 만들 수도 있으나 시간이 많이 걸릴 뿐만 아니라 일정한 모양대로 만들기가 어렵습니다. 쑥뜸을 오래 하기 위해서는 나무 절구를 만들어 두는 것이 편리합니다.

만드는 법
① 가로 세로가 각 10센티미터쯤 되는 원통꼴의 나무 윗면에 지름 4센티미터쯤 되는 둥근 원을 그린다.
② 조각칼로 깊이가 6센티미터쯤 되게 원추형으로 파낸다.

나무 막대
뜸장 가운데 구멍을 뚫어 주기 위한 도구입니다. 뜸장 가운데 구멍을 뚫어 주면 뜸쑥이 탈 때 나오는 연기가 구멍 속에서 대류 현상을 일으켜 혈자리 속에 더 많이 흡수됩니다.

만드는 방법은 길이 10센티미터 지름 5밀리미터쯤 되는 단단한 나무끝을 원추형으로 뾰족하게 깎으면 됩니다.

나무 막대 대신 몸통에 주름 무늬가 있는 볼펜 같을 것을 사용해도 됩니다.

3) 뜸을 뜨는 요령

① 쑥을 나무 절구에 가볍게 다져 넣고 뜸장 가운데에 나무 막대를 꽂아 뜸장을 빼냅니다.
② 뜸장의 둥근 면이 바닥에 닿게 놓습니다.
③ 뜸장 한 개를 링 받침대 위에 올린 다음 뜸장과 링 받침대에

틈이 생기지 않도록 매만져 줍니다.

④ 편하게 누워 신궐(배꼽 한가운데), 관원(배꼽에서 자기 손가락으로 세 개 반쯤 아래 지점), 중완(배꼽에서 자기 손가락으로 네 개 반 위쪽)에 뜸장을 올려놓은 링 받침대를 올립니다.

⑤ 뜸장에 불을 붙입니다.

⑥ 쑥이 타면서 연기가 나고 살이 뜨거워지는 느낌이 들면 링 받침대 밑에 다른 링 받침대를 끼워 넣습니다. 이때 서로 구멍이 잘 맞게 해서 받침대 사이로 연기가 새어 나오지 않게 해야 합니다.

⑦ 뜸장이 타 들어가면서 다시 링 받침대 하나를 더 끼워 넣습니다.

⑧ 대개 링 받침대를 세 개 올리면 뜸장이 다 탈 때까지 견딜 만하지만 간혹 뜨거움을 참지 못하는 삶도 있습니다. 그런 사람들은 링 받침대를 한 개씩 더 끼워도 괜찮습니다.

⑨ 쑥불이 꺼지고 나면 링 받침대 위에 얹힌 재를 털어 냅니다.

⑩ 앞에서와 같은 요령으로 각 혈자리에 2장씩을 더 뜨면 기본 석장뜸을 뜬 것이 됩니다.

⑪ 뜸을 마치면 수건이나 휴지로 혈자리에 묻어 있는 쑥 진액을 닦아 냅니다. 물로 씻거나 물을 묻히면 뜸 효과가 없어집니다.

⑫ 이와 같은 요령으로 세 군데의 혈자리에 하루 석 장씩 뜨기를 2~4번씩 합니다. 뜸은 한 장씩 세 번 뜨는 것을 1회로 계산합니다.

4) 뜸을 뜰 때 조심해야 할 것들

① 환기가 잘되는 방에서 방을 따뜻하게 해 놓고 뜸뜨기를 시작해야 합니다. 추울 때 창문을 열어 놓고 뜸을 뜨면 감기에 걸릴 수

도 있으므로 조심해야 합니다.

②뜸장을 중완, 신궐, 관원의 세 군데 혈에 동시에 올려놓고 뜨되, 한군데에 1~6장의 범위 안에서 체력에 맞게 조절해서 뜹니다. 처음에는 1~2회씩 뜨다가 차츰 횟수를 늘립니다. 대개 기본 3장을 뜨는 데 한 시간 반쯤 걸립니다.

③뜸장에 불을 붙일 때는 위에서부터 아래로 붙여 내려와야 합니다. 곧 중완, 신궐, 관원 순서로 불을 붙여야 합니다.

④링 받침대는 처음에는 1개를 놓고 뜨다가 뜨거워지면 1~2개를 더 올립니다. 너무 뜨거워 물집이 생기지 않도록 주의하고 물집이 생기면 소독한 바늘 같은 것으로 터트려서 물을 빼고 나서 뜸을 뜹니다.

⑤밥 먹고 나서 바로 뜸을 뜨거나 빈속에 뜸을 뜨면 안됩니다. 또 뜸을 뜨는 동안 술을 먹거나 성관계를 해서는 안됩니다. 또 닭고기, 돼지고기, 밀가루 음식, 날 음식이나 찬 음식을 먹지 말고 찬 바람을 쐬는 것도 좋지 않습니다.

⑥뜸을 뜨는 동안 가슴이 답답하거나 심장에 이상이 오면 바로 뜸뜨기를 중단하고 전문가에게 도움말을 구합니다.

⑦뜸을 뜨고 나서 뜸자리가 가려울 때는 3~5일쯤 쉬었다가 뜨기를 반복하여 몸에 적응시킵니다. 그렇게 해도 가려움이 멈추지 않을 때는 뜸을 중단하는 것이 좋습니다.

⑧뜸을 뜨고 나서 뜸자리에 남는 쑥진은 휴지로 닦아 냅니다. 뜸을 시작하기 전에 먼저 뜬 자리에 남은 것을 휴지나 수건에 물을 묻혀 닦아 내어도 좋습니다. 뜸을 뜨고 나서 찬 음식, 찬물을 먹지 말고 3시간 안에는 목욕을 하지 말아야 합니다.

⑨ 링 받침대 사이로 연기가 새어나갈 때에는 사포로 문질러 틈이 생기지 않도록 하고 또 제일 위쪽 뜸장을 올리는 링 받침대는 한번 사용한 것을 계속 사용하도록 합니다.

혈자리의 위치

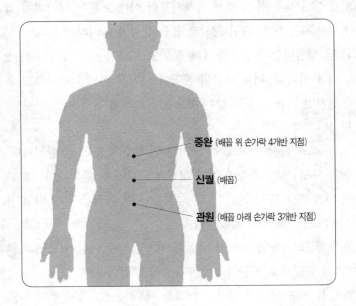

중완 (배꼽 위 손가락 4개반 지점)

신궐 (배꼽)

관원 (배꼽 아래 손가락 3개반 지점)

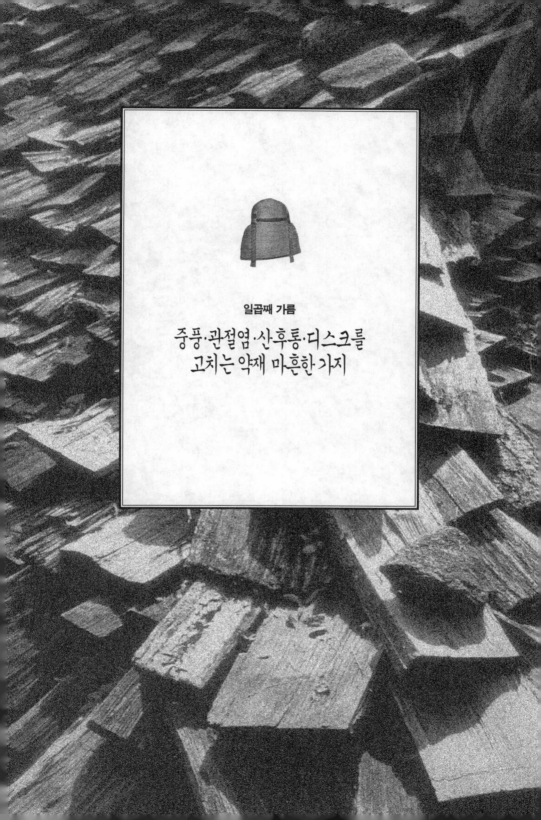

일곱째 가름

중풍·관절염·산후통·디스크를
고치는 약재 마흔한 가지

1

원지

뇌를 튼튼하게 뜻을 굳세게 하는 풀

원지는 높이 25~40센티미터쯤 자라는 여러해살이풀입니다. 잎은 좁은 줄 모양이고 어긋나게 붙습니다. 애기풀, 세초, 만요, 실연신초 같은 여러 이름이 있습니다. 여름철에 보랏빛 작은 꽃이 핍니다. 우리나라 각지의 산기슭, 낮은 산 양지쪽, 석회암 지대의 메마른 풀밭 같은 데서 많이 자랍니다. 이 풀을 먹으면 의지가 굳세어지고 지혜가 생긴다 해서 원지(遠志)라는 이름이 붙었습니다.

원지는 옛날부터 석창포와 함께 뇌를 튼튼하게 하는 약으로 이름 높습니다. 두뇌가 좋아진다고 하는 총명탕이라는 약은 원지와 석창포, 그리고 백복신이라고 하는 세 가지 약재로만 된 처방입니다.

원지는 신경을 튼튼하게 하는 약입니다. 건망증, 꿈을 많이 꿀 때, 불면증이 있을 때 흔히 씁니다. 이밖에 기침을 멎게 하고 가래를 내보내며 소변을 잘 나오게 하는 등의 약효도 있습니다. 〈동의

중풍·관절염·산후통·디스크를 고치는 약재 마흔한가지

보감〉에는 원지에 대해 이렇게 적혔습니다.

"성질은 따뜻하고 맛이 시며 독이 없다. 지혜를 돕고 귀와 눈을 밝게 하며 건망증을 없애고 의지를 굳게 한다. 또 심기(心氣)를 안정시키고 가슴이 두근거리는 것을 멎게 하며 건망증을 치료하고 정신을 안정시킬 뿐 아니라 정신을 흐리지 않게 한다."

〈동의학사전〉에는 원지에 대해 이렇게 적혔습니다.

"맛은 쓰고 매우며 성질은 따뜻하다. 신경, 신경에 작용한다. 정신을 안정시키고 가래를 삭인다. 약리 실험에서 진정 작용, 최면 작용, 강심 작용, 가래삭임 작용, 용혈작용 등이 밝혀졌다. 잘 놀라면서 가슴이 두근거리는 데, 건망증, 가래가 있으면서 기침하는 데, 부스럼 등에 쓴다. 하루 3~9그램을 달임약, 알약, 가루약 형태로 먹는다. 외용약으로 쓸 때는 원지잎도 몽설에 쓴다."

원지 뿌리에는 산성 사포닌이 0.65~1퍼센트쯤 들어 있습니다. 이밖에 알코올 물질, 정유, 수지, 아밀린 등이 들어 있고 잎에는 플라보노이드와 같은 성분이 들어 있습니다.

원지에 들어 있는 사포닌은 독성이 약하고 타액선, 점막 분비선의 분비 기능과 조직상피 구조의 투과성을 높이며 물질의 표면장력을 낮추는 작용이 있습니다. 급·만성 폐렴, 기관지염, 후두염, 당뇨병, 심장병, 신장염, 고혈압, 심장병, 갖가지 염증 등에 씁니다.

2
진범
혈압 내리고 뼈마디 튼튼하게

진범은 흔히 진교 또는 망사초라고도 부릅니다. 미나리아재비과에 딸린 여러해살이풀로 키는 2미터쯤까지 자라고 잎은 갈라지고 둥근 모양입니다. 여름철에 푸른빛을 띤 흰 꽃이 핍니다. 우리나라 중북부의 깊은 산속이나 고원 같은 데서 드물게 자랍니다.

진범은 고혈압과 뇌출혈, 두통, 복통 등에 씁니다. 뿌리와 줄기를 달인 물은 신경절을 차단하여 중추신경을 진정시키고 혈관을 넓히고 혈압을 낮추는 작용이 있는 것으로 밝혀졌습니다. 진범에 대해 〈동의보감〉에는 이렇게 적혔습니다.

"성질은 평하며 약간 따뜻하고 (서늘하다고도 함)맛은 쓰고 매우며 독이 없다. 풍, 한, 습으로 생긴 마비증에 주로 쓴다. 풍으로 온몸이 가드라들면서 팔다리의 뼈마디가 아픈 것이 오래되었거나 갓 생겼거나를 물론하고 다 낫게 한다. 주황(酒黃), 황달, 골증(骨

蒸)을 낮게 하고 오줌을 잘 나가게 한다."

〈동의학사전〉에는 이렇게 적혔습니다.

"맛은 쓰고 매우며 성질은 평하다. 위경, 대장경, 간경, 담경에 작용한다. 풍습을 없애고 경맥을 잘 통하게 하며 열을 내리고 대소변을 잘 누게 한다. 약리 실험에서 혈압 낮춤 작용, 장윤동운동 억제 작용, 자궁 수축 작용 등이 밝혀졌다. 마비증, 풍습으로 팔다리가 가드라들면서 아픈 데, 황달, 오후에 미열이 나는 데, 고혈압, 장출혈 등에 쓴다. 민간에서는 미친개한테 물린 데에도 쓴다. 하루 6~12그램을 달임약, 가루약, 알약 형태로 먹는다. 고혈압에 쓸 때는 처음에 순간적으로 혈압을 높이는 성분을 없애기 위하여 약재를 5퍼센트의 암모니아수에 적셔 방안 온도에 하룻밤 두었다가 암모니아를 날려보내고 쓰는 것이 좋다."

진범은 혈압을 떨어뜨리는 작용이 상당히 강합니다. 그러나 그냥 쓰면 처음에 혈압이 갑자기 높아지는 성질이 있으므로 법제를 해서 써야 합니다. 전범을 5퍼센트 암모니아수에 담갔다가 꺼내어 그릇에 담고 20~25도에서 18~24시간 두었다가 말립니다. 이렇게 법제한 것은 법제하지 않은 것보다 혈압을 낮추는 작용이 더 셀 뿐 아니라 혈압이 갑자기 올라가는 것을 막을 수 있습니다.

3

대파극

뼈와 근육을 튼튼하게 하는 보양제

대파극은 파극천(巴戟天)이라고 부르는 꼭두서니과에 딸린 식물의 뿌리입니다. 덩굴성 나무로 뿌리줄기는 두껍고 둥근 기둥 모양인데 곁가지에 구슬 같은 것이 붙었습니다. 잎은 긴 타원꼴로 마주나고 길이는 3~13센티미터, 너비 1.5~5센티미터이며 잎끝이 뾰족합니다. 열매는 직경 5~9밀리미터로 둥글고 9~10월에 빨갛게 익습니다. 꽃은 4~5월에 핍니다. 중국에서 나고 우리나라에서는 자라지 않습니다.

파극천은 보양약으로, 그리고 뼈와 근육을 튼튼하게 하는 약으로 이름높습니다. 음위증이나 다리에 힘이 없을 때, 뱃속이 찬 데, 여성들의 냉병, 풍한이나 습으로 인한 마비 등에도 씁니다.

〈동의보감〉에는 파극천에 대해 이렇게 적혔습니다.

"성질은 따뜻하며 맛이 맵고 달며 독이 없다. 몽설이 있는 데 쓴다. 또 음위증을 치료하고 정(精)을 돕기 때문에 남자에게 좋다."

중풍·관절염·산후통·디스크를 고치는 약재 마흔한가지

〈동의학사전〉에는 이렇게 적혔습니다.

"맛은 맵고 달며 성질은 약간 따듯하다. 신경에 작용한다. 신양을 보하고 뼈와 힘줄을 든든하게 하며 풍습을 없앤다. 신허로 인한 유정, 음위증, 밤오줌증, 냉으로 임신하지 못하는 데, 허리와 무릎이 시리고 아픈 데, 마비, 각기, 등에 쓴다. 하루 4.5~9 그램을 달임약, 가루약, 알약, 약술 형태로 먹는다. 음이 허하고 화가 왕성한 데는 쓰지 않는다."

파극천의 약리 효과를 요약하면 대략 다음과 같습니다.

① 5장을 두루 보하고 근골을 튼튼하게 하고 기운을 돋우며 머리를 맑게 한다.
② 허로와 신정을 보하며, 두풍을 낮게 한다.
③ 유정, 몽설을 낮게 하고 성기능을 높인다.
④ 신양허로 인한 요통, 다뇨, 자궁의 허냉으로 인한 불임증을 치료한다.
⑤ 간과 신이 허하여 생긴 허리와 무릎의 마비를 고친다.
⑥ 면역 작용을 높여 몸 안의 각 장부를 튼튼하게 한다.

4
우담남성

중풍 고치고 가래 삭이는 명약

우담남성은 소쓸개에 천남성을 넣어 법제한 것입니다. 천남성 가루 1킬로그램을 소쓸개즙 2.5킬로그램에 섞어 30분 동안 찐 다음 그것을 소의 쓸개주머니나 돼지 오줌통에 담아 그늘진 곳에 매달아 말립니다. 오래 매달아 말린 것일수록 천남성의 독이 적어지고 약효가 높다고 합니다. 보통 3개월쯤 말려서 쓰는데 1년 이상 혹은 3년에서 5년 동안 매달아 두었다가 써야 좋다고 하는 사람도 있습니다. 천남성은 독이 매우 세므로 이와 같이 법제해서 약으로 쓰는 것이 안전합니다.

천남성

천남성은 높이 50센티미터쯤 자라는 여러해살이풀입니다. 잎은 톱니가 있는 타원꼴 또는 달걀 모양이며 3~5개가 돌려 납니다. 꽃은 연한 녹색의 꽃갓 속에서 이삭 모양으로 피며 열매는 둥글고

중풍·관절염·산후통·디스크를 고치는 약재 마흔한가지

빨갛게 익습니다. 뿌리는 감자처럼 생겼으며 우리나라 어디서나 흔히 자랍니다. 대개 산골짜기 그늘진 곳에서 자라며, 두루미천남성, 큰천남성, 점박이천남성 등 변종이 많습니다. 천남성 종류는 어느 것이나 같은 용도로 씁니다.

천남성을 옛 의학책에서는 호장 곧 범발바닥이라 불렀습니다. 그러다가 10세기 무렵부터 천남성이라는 이름으로 불렸는데 뿌리가 크고 둥글며 둥근 싹눈이 여러 개 붙어 있어 얼핏 보기에 호랑이 발바닥 같다고 하여 그런 이름이 생겼습니다. 천남성이란 이름은 희고 둥근 뿌리 모양이 한번 보기만 하면 장수한다는 별인 노인성을 닮았다 하여 생긴 이름입니다. 노인성은 동지 무렵에 우리나라 남해안 지방에서도 볼 수 있는 별입니다. 하늘 쪽에 떠올랐다가 순식간에 사라진다 하여 천남성이라고도 부릅니다.

천남성은 한의학에서 중풍을 고치고 가래를 없애는 약으로 유명합니다.

〈동의보감〉에는 천남성의 약효를 이렇게 적고 있습니다.

"성질은 평하고 맛은 쓰며 맵고 독이 있다. 중풍을 낫게 하고 담을 삭이며 가슴을 편안하게 하고 옹종을 삭게 하며 유산시키며 또 파상풍을 낫게 한다."

〈동의학사전〉에는 또 이렇게 적혔습니다.

"맛은 쓰고 매우며 성질은 따뜻하다 . 폐경, 비경, 간경에 작용한다. 습을 없애고 담을 삭이며 경련을 멈추고 어혈을 없앤다. 약리 실험에서 달임약이 가래삭임 작용, 진정, 진경 작용, 진통 작용을 나타낸다는 것이 밝혀졌다. 중풍으로 말을 못하고 입이 비뚤어지며 반신을 쓰지 못하는 데, 전간, 어린이 경풍, 파상풍, 풍담으로

토종의학 난치병 다스리기

어지러운 데, 뼈마디가 아픈 데, 가래가 나오면서 기침하는 데, 부스럼, 연주창, 타박상으로 어혈이 생긴 데 등에 쓴다. 급성 및 만성 기관지염에도 쓴다. 천남성은 독성이 세므로 반드시 먹는 약으로 쓸 때에는 법제하여 쓴다. 즉 생강즙이나 백반물과 함께 삶아 속까지 익혀서 말린다. 하루 3~6그램(법제한 것)을 달임약 가루약, 알약 형태로 먹는다. 외용약으로 쓸 때는 생것을 짓찧어 붙이거나 가루 내어 기초제에 개어 붙인다."

소쓸개

소쓸개는 눈을 밝게 하고 소갈을 멎게 하는 등의 약효가 있습니다. 〈동의학사전〉에는 소쓸개에 대해 이렇게 적혔습니다.

"맛은 쓰고 성질은 차다. 간경, 담경, 폐경에 작용한다. 간열을 내리고 눈을 밝게 하며 담즙이 잘 나오게 하고 부은 것을 내리며 독을 푼다. 소쓸개의 담즙산은 건위소화작용, 담즙 분비 작용, 물질대사 촉진을 하는 것으로 밝혀졌다. 풍열로 생긴 눈병, 황달, 변비, 소갈, 어린이 경풍, 부스럼, 치질 등에 쓴다. 하루 0.4~1.2그램을 가루 내어 먹는다. 외용약으로 쓸 때는 물에 풀어서 바르거나 눈에 넣는다."

소쓸개는 호흡중추를 억제하고 결핵균, 포도상구균, 폐렴균 그 밖의 여러 가지 균을 억제하거나 죽이는 작용이 있습니다.

5

위령선
열두 경맥을 통하게 한다.

위령선은 미나리아재비과에 딸린 여러해살이 덩굴풀입
니다. 으아리, 어사리라고 부르며 잎은 타원꼴이고
5~7개 쪽잎이 모여서 잎차례를 이루고 초여름철에 꽃
이 하얗게 핍니다. 우리나라 각지의 낮은 산이나 산기슭, 길가의
양지쪽에 흔히 자랍니다.

위령선(威靈仙)은 여러 가지 풍을 없애고 12경맥을 통하게 하는
약으로 유명합니다. 옛날에 손발이 마비되어 수십년 동안을 걷지
못하던 사람이 이 약을 달여 먹고 나서 며칠만에 걷게 되었다는 얘
기가 있습니다. 위령선이란 이름은 이 약초의 성질이 맹렬하고 효
과가 신령스러울 만큼 빠르다고 해서 붙은 것입니다.

위령선 뿌리는 풍을 내보내고 습을 없애며 경락을 통하게 하는
작용이 매우 빠르게 나타납니다. 풍한습으로 인한 마비, 근육 마
비, 관절 마비, 근육 위축, 신경통, 류마티스, 근육통, 허리 아픔,

언어 장애, 손발 마비 통풍 등에 진통약으로 흔히 씁니다.

위령선의 약효에 대해 〈동의보감〉에는 이렇게 적혔습니다.

"여러 가지 풍을 없애며 5장의 작용을 잘하게 하며 뱃속에 냉으로 인한 체기, 가슴에 있는 담수, 징가, 헌벽, 방광에 있는 오랜 고름과 궂은 물(惡水), 허리와 무릎이 시리고 아픈 것을 낫게 한다. 오래 먹으면 온역과 학질에 걸리지 않는다."... 통증을 멎게 하는 중요한 약이다. 물이 흐르는 소리를 들으면 그 성질이 잘 달아나기 때문에 물소리가 들리지 않는 데서 자란 것을 쓴다."

〈동의학사전〉에는 이렇게 적혔습니다.

"맛은 쓰고 성질은 따뜻하다. 12경맥에 다 작용하나 주로 방광경에 작용한다. 풍습을 없애고 담을 삭이며 기를 잘 돌게 하고 아픔을 멈춘다. 약리 실험에서 달임약은 중추신경 특히 호흡중추 흥분 작용, 진통 작용을 나타내고 수증기 증류액은 마비 회복 작용을 나타낸다. 풍습으로 인한 마비, 허리와 무릎이 아픈 데, 팔다리 마비, 뱃속이 차고 아픈 데, 각기, 징가, 현벽 등에 쓴다. 류마티스성 관절염, 신경통에도 쓴다. 하루 6~12그램을 달임약, 약술, 가루약, 알약 형태로 먹는다."

6
전갈
생강으로 법제하면 반신불수에 큰 효과

 전갈은 전갈과에 딸린 벌레입니다. 중국 북부와 대만에 분포하고 우리나라에는 북부 지방에 한 종류가 살고 있다고 합니다. 세계적으로 550종 이상이 있는데 6과 78속으로 분류되어 있습니다.

전갈은 4~9월에 낮에 돌을 들추어 숨어 있는 것을 잡습니다. 또 전갈은 자외선을 비추면 형광을 내보내는 성질이 있으므로 밤에 자외선 등으로 잡기도 합니다.

전갈 꼬리 부분에는 날카로운 독침이 있고, 독액이 들어 있습니다. 전갈의 독은 부토톡신이라는 성분으로 뱀독 속에 있는 신경독과 비슷하지만 유황 함량이 더 많습니다. 전갈 독에는 12가지의 독성분이 들어 있어서 4가지는 곤충을 죽이는 작용, 8가지는 짐승들에게 해를 끼치는 작용을 한다고 합니다. 전갈독은 항종양 작용, 방사선 방어 작용 등의 약리 작용이 있습니다. 전갈은 생강으로 법제해서 약으로 씁니다.

전갈의 약성에 대해 〈동의학사전〉에는 이렇게 적혔습니다.

"맛은 달고 매우며 성질은 평하다. 독이 있다. 간경에 작용한다. 경련을 멈추고 독을 푼다. 약리 실험에서 진정 및 진경 작용을 나타내는 것이 밝혀졌다. 전갈 독소는 호흡중추 억제 작용, 용혈 작용을 나타내나 섭씨 100도에서 30분이면 파괴된다. 경풍, 전간, 팔다리가 가드라드는 데, 파상풍, 반신불수, 말을 못하는 데, 연주창, 헌 데 등에 쓴다. 하루 2~5그램(누렇게 볶은 것)을 달임약, 가루약 형태로 먹는다. 외용약으로 쓸 때는 가루 내어 기초제로 개어 바른다."

중풍·관절염·산후통·디스크를 고치는 약재 마흔한가지

7
유황 약오리
으뜸가는 보양제며 해독약

 유황 약오리는 유황을 비롯, 옻나무 껍질, 인삼 같은 갖가지 한약재를 먹여서 키운 오리입니다. 이렇게 키운 약오리는 보양 효과가 매우 뛰어난 약이 됩니다.

유황은 성질이 몹시 뜨겁고 독성이 강하여 약으로 쓰기 어려운 물질입니다. 유황은 양기를 돕고 몸을 따뜻하게 하며 뼈와 근육을 튼튼하게 하는 데 매우 높은 효과가 있는 것으로 옛 의학책에 적혔지만 독성이 강하여 제대로 이용하지 못했습니다.

그런데 오리의 몸 속에는 매우 강한 해독 물질이 들어 있어서 유황을 먹이면 유황의 독성은 없어지고 약성만 남게 됩니다. 유황의 독을 없애고 약성만을 활용하는 가장 지혜로운 방법이라 할 수 있지요.

본디 오리는 몸 속에 뛰어난 해독 능력이 있어서 염산이나 양잿물 같은 어지간한 독극물을 먹어서는 죽지 않고 또 놀라운 소화력을 지니고 있어서 아무 것이나 잘 먹고 소화해 냅니다.

　유황을 먹여 키운 약오리는 유황의 약성에 오리 약성이 서로 합
쳐서 갖가지 공해로 인한 독이나 화공약품독, 농약독 등을 푸는 좋
은 약재가 됩니다. 〈동의보감〉을 비롯한 옛날 의학책에는 오리가
중풍, 고혈압을 예방하고 혈액순환을 좋게 하며, 몸을 보양하고,
빈혈을 없애며, 대소변을 잘 나가게 하는 등의 효과가 있다고 적혔
습니다. 이런 오리 본래의 약성에 유황의 보양 효과, 몸을 따뜻하
게 하는 효과, 근골을 튼튼하게 하는 효과 등이 합쳐지면 매우 뛰
어난 해독제이자 보양제며 염증과 암을 치료하는 약이 되는 것입
니다.

　유황 약오리는 암환자를 비롯한 갖가지 만성병 환자들의　체력
을 돋우어 주고 몸 안에 쌓인 독을 풀어 주는 데 탁월한 효과가 있
습니다. 암을 비롯한 관절염, 디스크, 산후통 등의 만성병들은 체
력 소모가 심한 질병이므로 유황 약오리를 복용하면 원기를 크게
돋우어 몸 속에 있는 자연 치유력을 높여 스스로 병과 싸워 이길
수 있도록 도와줍니다.

　오리의 강한 해독력은 뇌 속에 있습니다. 그러므로 오리를 약에
쓸 때 머리를 잘라 버리면 안됩니다. 발톱이나 부리에 있는 칼슘
성분도 좋은 약성이 있으므로 버려서는 안됩니다. 다만 털을 뽑고
배를 갈라 똥만 빼내고 써야 합니다.

　유황과 갖가지 한약재를 먹여서 키운 오리는 몸무게가 보통 오
리의 3분의 2쯤밖에는 나가지 않습니다. 대략 1.2킬로그램에서
1.5킬로그램쯤 되면 유황을 알맞게 먹인 것입니다. 유황을 먹인
오리를 잡아서 끓여 보면 기름기가 거의 없고 고기 맛이　담백하고

좋은 것이 특징입니다.

오리가 2~3개월쯤 자란 뒤부터 유황을 조금씩 먹이에 섞어 먹이되 피똥을 싸면 양을 약간 줄이도록 합니다. 대략 하루 3~4그램쯤이 알맞은 것 같습니다. 유황을 너무 많이 먹이면 오리가 피똥을 싸면서 죽게 되고 너무 적게 먹이면 약성이 제대로 나타나지 않으므로 유황의 양을 잘 조절해서 먹이는 것이 중요합니다. 1년 넘게 유황을 먹은 오리라야 약효가 제대로 나므로 조심해서 키워야 합니다.

오리 먹이로는 한약을 달이고 남은 찌꺼기나 보리밥, 배합 사료 등을 줍니다. 이 먹이에 간혹 옻나무 껍질 가루나 인삼 가루 등을 섞어서 먹입니다. 유황을 먹일 때에는 반드시 가루 유황을 고운 체로 쳐서 먹이에 골고루 섞어 주어야 합니다. 유황 덩어리를 먹으면 죽기 때문입니다.

8

밭마늘
백 가지 약과 식품의 으뜸

마늘은 유황 약오리와 마찬가지로 보양 효과가 빼어나
게 높은 영양 식품인 동시에 항균 작용과 항암 작용, 소
염 작용이 뛰어난 약초입니다. 얼마 전에 세계 각 나라
의 영양 학자들이 오스트레일리아 시드니에 모여 학술회의를 열었
을 때 온 세상 사람들한테 권장하는 10대 영양 식품을 선정하여
공표한 일이 있었습니다. 세계 모든 나라에서 먹는 갖가지 영양 식
품의 영양가를 조사하여 이를 모두 취합하여 영양가가 많은 순서
대로 뽑은 것이지요.

이때 영양가가 많기로 열 손가락 안에 뽑힌 것에는 우리나라 사
람들이 좋아하는 마늘, 꿀, 들깨가 있었습니다. 이중에서 마늘은
세계 사람들이 먹는 자연 식품 가운데서 영양이 많기로 세 번째로
꼽혔습니다.

마늘은 암을 비롯한 체력 소모가 심한 질병 환자들의 체력을 돋

우는 데 단연 효과가 뛰어납니다. 이집트의 피라미드는 세계 7대 불가사의에 드는 위대한 건축물입니다. 피라미드는 수만 명의 노예들의 힘으로 지어졌는데 이 혹독한 노동을 하는 노예들이 체력을 유지할 수 있도록 마늘과 파, 무를 먹었다고 합니다. 지금도 피라미드 벽에는 노예들한테 마늘, 파, 무를 먹였다는 상형 문자가 남아 있습니다. 피라미드는 4천5백년쯤 전에 지은 건축물이므로 아마 마늘은 인류가 제일 먼저 먹기 시작한 식물 가운데 하나이기도 할 것입니다.

마늘은 모든 식품 가운데서 항암 작용이 가장 높은 식품이기도 합니다. 중국의 상민의(常敏毅)가 펴낸 〈항암본초(抗癌本草)〉에는 마늘 추출액이 생쥐의 복수암, 유선암, 간암, 자궁암 등의 암세포를 억제하는 데 상당한 효력이 있으며, 체외에서 배양한 암세포를 억제하는 비율이 70~90퍼센트나 된다고 적혔습니다. 또 폐암에 마늘에서 짜낸 즙을 10~30밀리리터씩 하루 두 번씩 복용하여 효과를 보았고, 백혈병에는 혀밑의 정맥을 잘라 그곳을 마늘로 문지르면 효과가 있다고 하였습니다.

일본의 한 연구 기관에서는 마늘을 익혀서 냄새를 없앤 다음 즙을 짜서 암, 지방간 등을 치료하여 상당한 효과를 보았다고 했습니다. 또 살아 있는 암세포를 마늘에서 짜낸 즙에 담갔다가 흰생쥐에게 주입하였더니 그 흰생쥐 가운데서 암에 걸린 것은 한 마리도 없었다고 보고했습니다. 소련에서도 두 의사가 마늘로 입술암의 전암 단계인 흰 얼룩점을 치료하였는데 194명중 184명을 완치하여 그 유효율이 95퍼센트가 되었다고 합니다. 미국의 암학자 위스베그도 마늘 추출액을 암환자한테 먹였더니 암세포의 발육이 억제되고 생존 기능이 늘어났다고 하였습니다.

마늘의 약효는 매우 범위가 넓어서 여러 다양한 질병과 증상에 두루 뛰어난 효과를 발휘합니다. 마늘의 약효에 대해서 중국 명나라 때의 학자 이시진이 쓴 〈본초강목〉에는 이렇게 적혔습니다.

"마늘은 기를 내리고 곡식을 삭이며 고기를 소화하며 옹종과 익창(瘡)을 낫게 한다. 짜낸 즙을 먹으면 토혈(吐血)하면서 심장 부위가 아픈 것이 낫고, 달인 즙을 마시면 머리와 목이 뻣뻣하고 허리와 등이 휘는 병을 다스리며 붕어와 함께 알약을 지어 먹으면 각기를 다스린다. 달팽이 가루와 함께 알약을 지어 쓰면 수종을 다스리고 황단(黃丹)과 함께 쓰면 학질과 설사를 고치며 항문 속에 넣으면 변통이 부드러워 진다."

〈동의보감〉에는 마늘의 약성에 대해 이렇게 적혔습니다.

"성질이 따뜻하고 맛이 맵다. 옹종을 낫게 하고 풍습을 없애며 장기를 낫게 한다. 몸이 찬 증상과 풍(風)을 쫓고 비장을 튼튼하게 하고 위를 따뜻하게 한다. 또 곽란을 그치게 하고 온역(瘟疫)과 학질을 고치며 뱀과 벌레에 물린 것을 치료한다."

북한에서 펴낸 〈동의학사전〉에도 마늘의 약성을 꽤 상세하게 적었습니다.

"마늘은 감기를 예방하는 데 좋고 항암제로도 쓴다... 맛은 맵고 성질은 따뜻하다 비경, 위경에 작용한다. 기를 잘 돌게 하고 비위를 따뜻하게 하며 풍한을 없앤다. 또 온역을 예방하고 벌레를 죽이며 독을 풀고 부스럼을 낫게 한다. 억균 작용, 유행성감기 바이러스 억제 작용, 건위 작용, 혈압 낮춤 작용, 동맥경화 예방 작용, 항암 작용, 면역 부활 작용, 이뇨 작용, 자궁 수축 작용 등이 실험 결과 밝혀졌다. 스코르디닌 성분이 세포를 되살리고 항암 작용을 한다. 급성 및 만성 대장염, 급성 및 만성 세균성 적리, 아메바성 적리, 저산성 위염, 고혈압, 동맥경화증, 백일기침, 유행성 감기, 피부 화농성 염증, 트리코모나스성 질염 등에 쓴다. 유행성 감기 예방에도 쓴다. 하루 10~20그램을 날것으로 먹거나 짓찧어 먹기도 한다. 외용약으로 쓸 때에는 짓찧어 붙이거나 좌약을 만들어 쓴다. 달인 물로 관장하기도 한다."

마늘을 약으로 쓸 때는 반드시 6쪽이 나는 재래종 밭마늘을 써야 합니다. 마늘의 품종은 재래종과 수입종으로 나눌 수 있는데 재래종 마늘이 품질이나 맛이 훨씬 낫습니다. 1970년대부터 원예 시험장에서 외국 마늘을 가져다가 좋은 품종을 골라내는 일을 하고 있는데, 외국종 마늘을 우리 땅에서 키우면 해가 지날수록 알뿌리가 작아진다고 합니다. 요즈음 세계에서 마늘이 제일 많이 나는 나라인 스페인에서 들여온 스페인종 마늘이 알이 굵고 쪽이 많아 수확이 많이 나므로 널리 심고 있는데 이것은 재래종에 견주어 맛과 품질이 한결 낮고 약성도 모자랍니다. 외래종 마늘은 매운 맛은 재래종 마늘보다 더 강하지만 당분이 훨씬 적게 들어 있어서 단맛이나 감칠맛이 나지 않습니다.

재래종 마늘에는 단양종, 의성종, 서산종, 남해종, 삼척종 등이 있는데 따뜻한 남쪽에서 나는 난지형 마늘과 중부 내륙지방에서 나는 한지형 마늘로 나눌 수 있습니다. 대개 난지형 마늘보다는 중부 내륙지방에서 나는 한지형 마늘이 잘 썩지 않으므로 오래 두고 먹기에 좋습니다. 단양, 삼척, 강화의 마늘이 알이 굵고 품질이 좋다고 알려져 있습니다.

마늘은 밭에서 키운 것이라야 약성이 높고 오래 두어도 잘 상하지 않습니다. 논에서 키운 것은 쉬 썩으므로 약으로 쓸 때는 꼭 밭마늘을 써야 합니다. 논에는 농약을 많이 치기 때문에 논 마늘은 농약 성분이 더 많이 들어 있을 수도 있습니다. 밭마늘 중에서도 황토밭에서 키운 것이 가장 좋다고 하는데, 마늘을 구입할 때 뿌리에 황토가 묻어 있는 것을 고르면 황토에서 자란 것이 틀림없을 것입니다.

마늘을 약에 넣을 때 굵은 것 한 접, 그리고 자잘한 것 한 접, 이렇게 굵은 것과 자잘한 것을 반씩 넣습니다. 굵은 마늘은 강한 보양 작용을 하고 자잘한 마늘은 보음 작용을 하기 때문입니다.

9
파
신이 내려준 으뜸 채소

인류가 지금까지 이룩한 업적 가운데 가장 위대한 토목 공사라는 칭송을 받는 중국의 만리장성과 세계에서 가장 불가사의한 건축물의 하나로 꼽히는 이집트의 피라미드가 파와 마늘의 힘으로 이룩된 것이라고 역사책에 적혀 있습니다.

물 한 방울 없는 사막에서 뙤약볕을 쪼이며 수만 명의 노예들이 쉼 없이 일하고 있는 모습을 상상하면 정신이 아찔해집니다. 피라미드를 쌓는 기술적인 문제보다는 그 많은 사람을 어떻게 먹이고 부상자와 병자를 어떻게 치료했는지가 더 궁금합니다. 그리스의 역사가 헤로도투스는 체옵스 피라미드를 건설하는 동안 노예들의 힘을 돋우기 위해 은화 1천6백 달란트어치의 파, 마늘, 무를 구입했다고 적었습니다. 이집트 사람들은 파와 마늘에 신성한 힘이 감추어져 있다고 믿었습니다. 그들은 파와 마늘을 신채(神菜)라고 불렀으며 체력을 유지하고 질병을 치료하는 으뜸가는 약초이자 식품으로 여겼습니다.

만리장성을 쌓을 때에도 이집트와 마찬가지로 노동자들에게 파와 마늘을 자주 급식으로 주어 힘을 내게 했다고 합니다. 그때에 파를 즐겨 먹던 것이 습관이 된 것인지 중국 사람들은 지금도 세계 어느 민족보다 파를 많이 먹습니다. 이처럼 파는 놀라운 영양 식품인 동시에 훌륭한 약초입니다.

파는 칼슘, 인 같은 무기염류와 비타민A, C등이 풍부한 채소입니다. 마늘처럼 유황 성분이 많이 들어 있어 몸을 따뜻하게 덥혀주고 위장 기능을 도와주며 강력한 살균 작용을 합니다.

파는 민간에서 감기 예방과 치료의 명약으로 알려져 있지요. 메좁쌀에 파를 많이 썰어 넣고 끓인 파죽이나 된장에 파를 많이 썰어 넣고 끓인 파된장국을 한 그릇 마시고 나면 웬만한 감기는 다 떨어집니다. 파의 흰줄기로 즙을 내어 마셔도 역시 감기에 효과가 크고 또 목감기에는 파 흰 줄기를 세로로 쪼개어 그 안쪽을 목에 붙이고 자면 한결 아픔이 덜하다고 합니다.

파의 약성에 대한 기록은 중국 의학책인 〈명의별록(名醫別錄)〉에 처음 나옵니다. 〈명의별록〉에는 대략 이렇게 적혔습니다.

"파는 상한(傷寒)으로 골육(骨肉)이 아픈 것과 편도선 종통을 다스리고 태(胎)를 편안하게 한다. 파뿌리는 상한과 두통에 효험이 있고, 파즙은 신장 질환에 좋다."

또 〈본초강목〉에는 "파는 풍습과 복통 마비로 인한 통증을 다스리고 젖을 잘 나오게 한다."고 적혔고 〈식의심경(食醫心鏡)〉이라는 책에는 "설사가 날 때 파의 흰 줄기 한줌을 썰어서 쌀과 함께 죽을 쑤어 먹으면 좋다"고 적혔습니다.

　파를 약으로 쓸 때에는 대개 녹색이 나는 윗부분을 잘라 버리고 아래쪽 흰 부분만을 씁니다. 흰 부분과 푸른 부분이 약성이 서로 다르기 때문입니다. 흰 부분은 열기가 있어서 땀을 내게 하는 작용이 지나쳐 기(氣)를 상하게 할 수 있습니다.

　파 흰밑에 대해 〈동의학사전〉에는 이렇게 적혔습니다.

　"파 흰밑의 맛은 맵고 성질은 따뜻하다. 폐경에 작용한다. 땀을 내고 풍한을 내보내며 양기를 잘 통하게 하고 독을 풀며 태아를 안정시킨다. 알코올 추출물이 심장과 위장의 기능을 세게 하고 적리막대균을 비롯한 여러 가지 미생물에 대한 억균 작용을 나타내며 트리코모나스균을 죽인다는 것이 실험에서 밝혀졌다. 풍한표증 감기, 소화 장애, 설사, 세균성 적리, 저혈압, 태동 불안, 부스럼, 궤양 등에 쓴다. 하루 6~12그램을 달여 먹거나 기름 또는 술에 끓여 먹는다. 외용약으로 쓸 때는 짓찧어 붙이거나 데워서 찜질한다. 달인 물로 씻기도 한다. 민간에서 감기 걸렸을 때 기름에 끓여 먹는다."

　파를 오래 먹으면 몸이 따뜻해져서 추위를 타지 않게 되고 피가 맑아집니다. 또 파는 흥분 작용이 있어서 위액의 분비를 촉진시켜 소화를 잘 되게 하고 땀을 잘 나게 합니다.

　파는 살충, 살균 작용이 강하여 많이 먹으면 요충이나 회충 같은 기생충을 예방하고 갖가지 병원균의 감염을 막을 수 있습니다.

　파는 항암 작용, 염증이나 종기를 삭이는 작용도 상당합니다. 잘 낫지 않는 종창에 파를 짓찧어 붙이면 잘 낫고 동상이나 화상에도 파의 흰 줄기를 구워서 붙이거나 즙을 내어 붙이면 잘 낫는다고 합니다.

발을 삐거나 부딪쳐서 통증이 심할 때 파뿌리를 짓찧어 아픈 부위에 붙이면 통증도 멎고 열도 내립니다. 파에는 강력한 진통 작용과 함께 지혈 작용도 있습니다. 파는 정신을 안정시키는 효과도 있어서 불면증에 파 흰밑을 5센티미터쯤의 길이로 잘라 4~5개씩 밥 먹을 때마다 된장에 찍어 먹으면 자신도 모르는 사이에 나아 버립니다.

파는 갖가지 만성병 환자들에게 훌륭한 보양제이며 흥분제로 채력을 도와주고 소화를 잘 되게 하는 효과가 큽니다.

파는 여름파와 겨울파로 나누며 굵은파와 가는파, 실파 등 서른 가지가 넘게 있는데 약으로 쓸 때는 꼭 굵은 겨울파로 써야 합니다. 우리나라에서는 경남의 진주와 동래 기장에서 품질 좋은 파가 나는 것으로 이름났습니다.

10
다슬기
간에 쌓인 독을 푼다

다슬기는 우리나라 냇물에 흔한 연체 동물입니다. 심산 유곡의 깨끗한 냇물에서부터 강, 호수 민물과 바닷물이 섞이는 강 하구에 이르기까지 흐르는 물이 있는 곳에는 어디든지 서식합니다. 이름도 많아서 고둥, 민물고둥, 골뱅이, 고디, 소라, 달팽이 따위로 부르고 있습니다.

다슬기는 우리나라에 2속 9종이 서식하고 있으며 고둥류 가운데서 가장 작은 무리에 듭니다. 길이가 35밀리미터, 직경15밀리미터를 넘는 것이 드물지요. 껍질에 나사 모양의 띠가 열 개나 되는 것도 있으나 대개 뾰족한 끝부분이 부식되어 없어지고 3~4층만 남습니다. 껍질의 빛깔도 다양하여 황색, 황갈색, 암갈색, 갈색, 검정색 따위가 있고 껍질의 표면도 매끈한 것, 우툴두툴한 것 혹이 있는 것, 세로줄이 있는 것, 가로 주름이 있는 것 등이 있습니다.

다슬기는 강이나 냇가에 사는 사람들이 흔히 잡아서 국을 끓여 먹습니다. 다슬기 국은 뱃속을 편안하게 하고 소화를 잘 되게 하며 간을 보한다고 하여 찾는 사람이 많습니다. 괴산이나 영동, 충주 등 남한강이나 금강 상류에 있는 작은 도시에는 다슬기 국을 끓여 파는 전문 음식점도 꽤 여러 군데 있습니다.

다슬기를 끓이면 파란 물이 우러나는데 이는 다슬기를 비롯한 조개류의 피가 사람이나 포유동물과는 달리 피에 푸른 색소가 많이 들어 있기 때문입니다. 그런데 이 푸른색 색소가 사람의 간질환을 치료하는 데 매우 좋은 효과가 있다고 합니다. 간염이나 간경화, 간암 등 갖가지 간병에 좋은 치료 효과가 있다는 것이지요.

〈신약(神藥)〉이라는 의학책을 쓴 민간 의학자 인산 김일훈 선생은 〈신약본초(神藥本草)〉라는 자신의 어록에서 다슬기에 들어 있는 푸른 색소가 사람의 간색소와 닮았기 때문에 갖가지 간병에 훌륭한 약이 된다고 했습니다. 〈신약본초〉의 한 부분을 옮기면 다음과 같습니다.

"민물고둥이라고, 다슬기가 있어요. 그것이 심산(深山)에서 나오는 건 상당한 비밀이 있어요... 달이게 되면 파란 물이 나오는데 어머니가 흡수한 호흡에서 흡수한 간을 이루는 세포 조직이 그 청색(靑色)인데 그 새파란 물이 인간의 간을 이루는 원료라... 그 청색소의 힘을 빌어 간이 정화 작업을 하는데 그 간의 조직체인 색소가 고갈돼서 간암이나 간경화가 생겨요... 이 간의 조직 원료가 되는 청색소를 공급해 주는 것이 민물고둥이라."

다슬기는 민간요법에서도 간염이나 간경화를 고치는 약으로 흔히 썼습니다. 다슬기 3백에서 5백 그램쯤으로 날마다 국을 끓여 먹으면 간염이나 간경화로 복수가 찰 때 상당히 좋은 효과가 있다고 했습니다.

다슬기는 성질은 약간 차고 맛은 달며 간장과 신장의 기능을 좋게 하는 효능이 있습니다. 대소변을 잘 나가게 하고 위통과 소화불량을 낫게 하며 열독과 갈증을 풀어 줍니다. 다슬기의 살은 신장에 이롭고 껍질은 간과 쓸개에 이롭다고 합니다.

관절염이나 디스크, 산후통을 치료하는 처방에는 다슬기가 10킬로그램이나 들어갑니다. 이렇게 많이 들어가는 것은 모든 질병을 치료할 때 간과 위장의 기능을 회복시켜 주는 것이 무엇보다도 우선되어야 하기 때문입니다.

다슬기는 냇물 속의 바위나 자갈에 붙어 있는 조류(藻類)나 물고기의 배설물 같은 것을 먹고 삽니다. 그러나 요즈음에는 우리나라의 냇물과 강물이 거의 오염되어 다슬기를 채집해 보면 껍질 속이 완전히 썩은 것, 껍질이 뒤틀린 것, 죽은 것들이 적지 않게 나옵니다. 그러므로 약으로 쓸 다슬기는 깊은 산 속 인적 없는 맑은 냇물에서 난 것을 써야 합니다. 겉으로 봐서 껍질에 갯흙이나 물이끼 따위의 이물질이 묻어 있지 않고 죽거나 상한 것이 없으며 냄새가 나지 않는 것이 깨끗한 물에서 자란 것입니다. 삶아 보면 더러운 물에서 자란 것과 깨끗한 물에서 자란 것은 차이가 많이 납니다.

깨끗한 물에서 난 것은 맑고 파란 물이 우러나오고 그 맛이 담백하고 시원한데 견주어, 오염된 물에서 난 것은 물빛이 탁하고 맛도 이상하며 좋지 않은 냄새가 나기도 합니다. 농약이나 중금속 등에 오염된 물에서 난 다슬기는 도리어 몸에 해로울 수도 있으므로 반드시 오염이 안된 맑은 물에서 난 것을 써야 합니다.

다슬기는 우리나라에 아홉 종류가 있는데 어느 것이나 다 똑 같이 약으로 쓸 수 있습니다. 가장 깨끗한 물에서 자라는 것이 구슬알다슬기라는 종류이고 상당히 오염된 물에서도 살 수 있는 것이 곳체다슬기라는 종류입니다. 이밖에 주로 깨끗한 물에 사는 것으로는 주머니알다슬기, 참다슬기, 좀주름다슬기, 염주알다슬기, 주름다슬기가 있습니다.

다슬기는 우렁이와 약효가 비슷하지만 그보다는 약성이 더 강한 것으로 생각됩니다. 다슬기의 약성에 대한 옛 문헌 기록은 거의 없고 다만 우렁이에 대해서는 황달이나 부종 등에 좋다고 적혔습니다. 참고로 〈동의학사전〉에 적힌 우렁이의 약성에 대한 부분을 옮겨 적습니다.

"우렁이는 각지의 논, 늪, 저수지 등에 산다. 여름과 가을에 잡아서 흙을 게우게 한 다음 익혀서 햇빛에 말린다. 맛은 달고 성질은 차다. 열을 내리고 갈증을 멎게 하며 독을 풀고 오줌을 잘 누게 한다. 당뇨병, 황달, 붓는 데, 눈병, 복수가 찬 데, 헌 데, 장출혈, 연주창, 버짐 등에 쓴다. 술독을 푸는 데도 쓴다. 껍질은 버리고 살을 끓여 먹거나 가루 내어 먹는다. 또는 태워서 가루 내어 먹기도 한다. 외용으로 쓸 때는 즙을 내어 바르거나 짓찧어 붙인다."

11

별갑
어혈 풀고 뼈를 튼튼하게

 별갑은 파충류 자라과 동물인 자라의 등껍질과 배딱지를 말린 것입니다. 우리나라에는 1속 1종이, 세계적으로 7속이 알려져 있습니다.

자라는 대개 3~9월에 지렁이를 미끼로 해서 낚시로 잡습니다. 자라는 시각이 예민하고 겁이 많아서 물 속에 있는 것을 잡기란 쉽지 않지요. 또 이빨이 날카로워 물리면 여간해서는 놓아주지 않는 성질이 있습니다.

자라 껍질에는 암세포를 억제하는 효능과 딱딱한 것을 무르게 하는 작용 등이 있습니다. 중국의 상민의가 쓴 〈항암본초〉에는 자라 껍질이 간암, 위암, 급성임파성백혈병에 효과가 있다고 적혔습니다. 자라 껍질은 암세포의 호흡을 억제하는 효능이 있다고 합니다. 일본에서도 민간요법으로 갖가지 암에 자라 껍질과 고기를 함께 달여서 만든 탕을 약으로 쓰고, 우리나라에서도 자라 고기가 보양 식품으로 인기를 얻고 있습니다.

자라 껍질의 약성에 대해서 〈동의학사전〉에 이렇게 적혔습니다. "자라 껍질의 맛은 짜고 성질은 평하다. 간경에 작용한다. 음을 보하고 열을 내리며 어혈을 흩어지게 한다. 또 간양을 내리고 굳은 것을 유연하게 하며 몰린 것을 헤친다. 음이 허하여 오후에 열이 나면서 식은땀을 흘리는 데, 어린이 경간, 달거리가 없는 데, 징가, 현벽, 몸이 여위는 데 등에 쓴다. 간경변, 비장이 커진 데에도 쓴다. 하루 9~15그램을 끓여 먹거나 졸여서 엿처럼 만들어 먹는다. 임산부한테는 쓰지 않는다. 자라 고기는 골증열, 오랜 이질, 학질, 붕루, 이슬 등에 쓰고 자라피는 허로, 조열이 있는데 탈홍, 안면 신경마비 등에 쓰며 자라 알은 어린이 설사와 이질, 몸이 허약한 데쓴다."

자라 껍질은 보음약, 열내림약으로 효과가 뛰어납니다. 또 강장 효과도 크고 어혈을 없애는 효력도 상당합니다. 또 자라 딱지는 결합조직을 증가시키므로 맺힌 것을 풀고 혈장 단백질을 늘여 간염을 치료하며 빈혈에도 좋은 효과가 있습니다.

자라 딱지에는 콜라겐, 탄산칼슘, 인산칼슘이 많이 들어 있습니다. 모두 우리 몸의 뼈에 도움이 되는 성분들입니다. 갖가지 아미노산과 요드, 케라틴, 비타민D도 많이 들어 있는 것으로 나타났습니다.

우리나라에서 잡은 자라 고기 1백 그램에는 수분 80그램, 단백질 16.5그램, 지방 1그램, 탄수화물 1.6그램, 회분 0.9그램, 칼슘 107밀리그램, 인 135밀리그램, 철 1.4밀리그램, 티아민 0.62밀리그램, 비타민B2 0.37밀리그램, 비타민P 3.7밀리그램, 비타민A

13아이유가 들어 있습니다.

자라 껍질은 물에 넣고 오래 끓여 갖풀 같이 만든 다음 걸러서 찌꺼기는 버리고 명반 가루를 약간 섞어서 약한 불로 졸여 별갑교를 만들어서 많이 씁니다. 별갑교는 따뜻한 물이나 술에 풀어서 먹는데 자라 껍질을 먹기 좋게 만든 것입니다.

12
행인

변비 없애고 기침 멈춘다

 행인은 살구씨입니다. 살구나무의 씨나 개살구나무의
씨를 행인(杏仁)이라고 합니다. 잘 익은 열매를 따서 살
을 벗겨 내고 딱딱한 겉껍질을 까 버리고 속 씨알만을
약으로 씁니다.

살구씨에는 아미그달린과 그와 비슷한 B-지아노겐 배당체 성분
의 항암 활성 물질이 들어 있습니다. 아미그달린은 암세포만을 선
택하여 억제하여 죽이는 작용이 있습니다.

살구씨를 달인 물은 JTC-26암세포에 대한 억제율이 50~70퍼
센트이고, 또 살구씨를 말려 가루낸 것은 발암성 진균인 누른누룩
곰팡이와 잡색누른곰팡이의 생장을 100퍼센트 억제했다는 보고가
있습니다. 중국에서는 자궁경부암 치료에 껍질을 없앤 살구씨를
까맣게 태워서 솜에 싸서 자궁경에 넣고 폐암에는 살구씨와 연뿌
리의 마디 부분, 비파잎, 황기, 부들꽃, 더덕, 꿀, 반지련 등을 함께

달여 먹는다고 합니다. 또 식도암에는 살구씨, 복령, 건강, 감초를 달여서 마시고 자궁암에는 살구씨, 복숭아씨, 대황, 거머리, 등을 달여서 먹는다고 합니다.

살구씨는 기침을 멎게 하는 효과도 있습니다. 천식이나 숨이 가쁠 때, 뱃속에 물이 찼을 때 좋은 효과가 있지요. 특히 계피와 함께 달여 먹으면 기침을 멎게 하는 효과가 더욱 세어집니다.

〈동의보감〉에는 살구씨의 약성에 대해 이렇게 적혔습니다.

"성질이 따뜻하고 맛은 달고 쓰며 독이 있다. 기침을 낮게 하고 땀을 잘나게 하며 독을 푼다. 산에서 자란 살구나무의 씨는 약에 쓰지 않고 집안에서 자란 것을 5월에 따서 쓴다... 씨를 깨트려서 속 알맹이를 끓는 물에 담가 껍질과 뾰족한 끝을 떼어버리고 밀기울에 볶아서 노랗게 되면 쓴다."

살구씨는 뾰족한 끝을 떼어버리고 약으로 씁니다. 또 씨앗이 두 개가 붙어 있는 것(雙仁)은 독이 있어 사람이 먹으면 죽는다고 하므로 반드시 잘 골라내고 써야 합니다.

〈동의학사전〉에는 살구씨의 약성에 대해 이렇게 적혔습니다.

"맛은 쓰고 달며 성질은 따뜻하다 폐경 대장경에 작용한다. 기침을 멈추고 숨찬 것을 낮게 하며 대변이 잘 나가게 하고 땀이 나게 하며 독을 푼다. 아미그달린 성분이 기침을 멎게 하는 작용을 하는 것으로 실험에서 밝혀졌다. 여러 가지 원인으로 기침이 나는데 변비, 고기 먹고 체한 데, 등에 쓴다. 하루 6~12그램을 달여 먹거나 알약, 가루약으로 만들어 먹는다."

살구씨는 특히 개고기를 먹고 체한 데 효과가 있는 것으로 알려져 있습니다. 개를 살구나무에 줄로 매어 놓으면 개가 죽어 버린다

는 말이 있습니다. 살구라는 말을 한자로 죽일 살(殺), 개 구(狗)자
로 풀이하는 사람도 있습니다.

13
백개자
신경통 다스리고 위장을 튼튼하게

백개자는 배추과에 딸린 겨자나 갓, 백겨자, 황겨자의
씨를 말린 것입니다. 겨자씨에는 시니그린이라는 배당
체와 미로신이라는 효소가 들어 있으며 물로 끓이면 매
운맛이 나는 휘발성 기름이 생깁니다.

백개자는 혈액순환을 좋게 하고 위장의 운동 기능과 흡수 기능
을 높여 위장을 튼튼하게 합니다. 백개자의 매운맛이 폐에 들어가
서 열을 발산시키기 때문에 통증을 없애고 곪은 것과 담을 풀어 주
는 효과도 있습니다. 겨자씨는 음식에 양념으로 쓰기도 하고 된장
이나 간장에 겨자 가루나 겨자 기름을 넣으면 훨씬 더 오래 보존할
수 있다고 합니다. 겨자 기름에는 상당히 센 방부 작용이 있습니
다. 겨자의 약성에 대해 〈동의학사전〉에는 이렇게 적혔습니다.

"맛은 맵고 성질을 따뜻하다. 폐경에 작용한다. 폐를 덥혀 주고
담을 삭이며, 기침을 멎게 하고 부은 것을 내리며 아픔을 멎게 한

다. 또한 자극 작용이 있으므로 적은 양을 먹어도 소화액이 잘 분비되고 위장관의 운동이 세어진다. 그러나 많은 양을 먹으면 토하거나 위염이 생길 수 있다. 한담으로 오는 기침, 뼈마디 아픔, 입맛이 없는 데, 옹종, 허리 아픔, 신경통, 류마티스성 관절염 등에 쓴다. 하루 3~6그램을 먹는다. 음허화왕이나 열증에는 쓰지 않는다. 짓찧어 찜질하기도 한다."

14
신곡·맥아
소화제로 으뜸

신곡은 밀가루에 몇 가지 생약재를 섞어서 발효시킨 것으로 비위를 튼튼하게 하고 소화를 잘되게 하는 누룩의 한 종류입니다. 약누룩이라고도 하지요.

신곡을 만드는 방법은 다음과 같습니다.

청호즙(덜 익은 호밀즙), 살구씨, 붉은팥 각각 13그램, 여뀌즙 17그램, 또는 여뀌 가루를 밀가루 1백50그램으로 잘 반죽하여 떡처럼 만듭니다. 이것을 볏짚 또는 삼잎 위에 놓고 약쑥으로 덮어 일주일쯤 놓아두면 곰팡이가 생겨 빛깔이 누렇게 바뀌면서 쉰 냄새가 납니다. 여름철에는 2~3일 추울 때는 4~5일 동안 곰팡이가 자라게 해서 햇빛에 말려서 씁니다.

신곡은 오래 묵을수록 약성이 더 좋아진다고 하며 오래 묵은 것을 진곡이라고 합니다. 신곡의 약성에 대해서는 〈동의학사전〉에 이렇게 적혔습니다.

"맛은 달고 성질은 따뜻하다. 비경, 위경에 작용한다. 음식을 소화시키고 입맛을 돋구며 비를 든든하게 한다. 음식을 먹고 체했거나 헛배가 부르면서 소화가 안되고 입맛이 없으며 설사하는 데 쓴다. 하루 8~12그램을 달임약, 가루약, 알약 형태로 먹는다."

맥아 역시 신곡과 마찬가지로 위장과 비장을 튼튼하게 하고 소화를 잘되게 하는 약재입니다. 맥아는 잘 익은 보리를 8~9월에 싹틔워 싹이 3~5밀리미터쯤 자랐을 때 섭씨 60도 이하의 온도에서 말린 것입니다. 보통 보리길금이라 하여 엿을 만들거나 식혜를 만들 때 흔히 쓰는 것이기도 합니다. 보리를 물에 불려서 가마니에 넣어서 따뜻한 곳에 두고 마르지 않도록 물을 축여 주면 싹이 납니다. 싹이 3~5밀리미터쯤 자랐을 때 햇빛에 내다 말리면 품질 좋은 맥아가 됩니다.

맥아에는 녹말이나 단백질을 분해하는 갖가지 효소가 많이 들어 있어서 소화제로 매우 훌륭합니다. 단백질과 맥아당, 비타민B도 많이 들어 있지요. 위십이지장궤양이나 위의 이상발효 증상으로 인한 설사 등을 치료하는 디아스타제의 원료로도 쓰고 어린이들의 영양제로도 맥아를 씁니다. 〈동의학사전〉에는 맥아의 약성에 대해 이렇게 적혔습니다.

"맛은 달고 짜며 성질은 따뜻하다. 위경, 비경에 작용한다. 음식을 소화시키고 비위를 덥혀 주며 입맛을 돋군다. 입맛이 없고 소화가 잘 안 되는 데와 식체에 쓴다. 누렇게 볶은 것은 젖이 나오지 않게 하는 데 쓴다. 하루 10~20그램을 가루약, 알약, 달임약 형태로 먹는다."

15

공사인·익지인·백두구
소화를 돕고 뜻을 굳세게

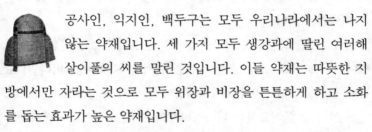

공사인, 익지인, 백두구는 모두 우리나라에서는 나지 않는 약재입니다. 세 가지 모두 생강과에 딸린 여러해살이풀의 씨를 말린 것입니다. 이들 약재는 따뜻한 지방에서만 자라는 것으로 모두 위장과 비장을 튼튼하게 하고 소화를 돕는 효과가 높은 약재입니다.

공사인은 달리 축사씨라고도 부르는 것으로 축사는 베트남이나 태국, 인도, 같은 열대지방에 자라는 식물입니다. 잎이 긴 타원꼴이고 희거나 노란색 꽃이 피지요. 열매는 8~9월에 익는데 익은 열매를 따서 껍질을 벗기고 말려서 씨앗만을 약으로 씁니다.

공사인에는 특이한 향기가 나는 정유 성분이 1.7~3퍼센트쯤 들어 있습니다. 향기의 성분은 보르네올, 보르닐아스타트, 리날론, 등으로 위장의 기능을 도와주는 효과가 있습니다. 공사인의 약성에 대해 〈동의학사전〉에는 이렇게 적혔습니다.

"맛은 맵고 성질은 따뜻하다. 비경 위경, 폐경, 대장경, 소장경, 신경, 방광경에 작용한다. 기를 잘 돌게 하고 아픔을 멈추며 비위를 보하고 덥혀 준다. 또한 소화를 돕고 태아를 안정시킨다. 기체 또는 식체로 명치와 배가 불어나면서 아픈 데, 토하는 데, 설사, 이질, 태동 불안 등에 쓴다. 특히 입맛이 없고 소화가 잘 안되는 데에 널리 쓴다. 하루 2~6그램을 가루약, 알약, 달임약 형태로 먹는다."

익지인은 중국 남쪽의 해남도와 뢰주반도에 자라는 익지의 씨앗을 따서 말린 것입니다. 익지인은 뜻을 굳세게 하고 건망증을 치료하는 효과가 있다고 알려진 약재로 소화를 돕는 외에 신장의 기능을 강화하는 약으로 흔히 씁니다.

익지인의 중요 성분은 씨앗에 0.7퍼센트쯤 들어 있는 테르펜, 세스쿠이테르펜알콜 등의 정유 성분입니다. 찬 기운을 받아서 생긴 설사나 배아픔, 밤에 오줌을 자주 눌 때, 유정, 유뇨증 등에 씁니다. 익지인의 약성에 대해 〈동의학사전〉에는 이렇게 적혔습니다.

"맛은 맵고 성질은 따뜻하다. 비경, 신경에 작용한다. 신과 비를 보하고 덮여 주며 오줌량을 줄인다. 오줌이 잦거나 흐린 데, 유정, 유뇨, 등에 쓴다. 배가 차면서 설사하는 데, 토하는 데, 소화 장애, 침을 흘리는 데, 가슴 두근거림, 만성 장염, 장결핵, 건망증 등에도 쓴다. 하루 3~6그램을 달임약, 알약, 가루약 형태로 먹는다."

백두구는 베트남이나 태국 같은 동남아시아의 여러 나라나 중국의 남부 지방에 저절로 자라거나 심어 가꾸는 백두구라는 식물의 열매입니다. 백두구 역시 공사인이나 익지인과 마찬가지로 씨앗에 2.4퍼센트쯤의 정유가 들어 있습니다. 정유의 주성분은 d- 보르네올과 d-캄파인데 역시 좋은 향기가 있고 위장도 튼튼하게 하고 소화를 잘되게 하는 효능이 있습니다. 술독을 푸는 데도 좋은 효과가 있다고 합니다. 〈동의학사전〉에 적힌 백두구의 약성은 다음과 같습니다.

"맛은 맵고 성질은 따뜻하다. 폐경, 위경, 비경, 소장경에 작용한다. 기를 잘 돌게 하고 비위를 덥혀 주며, 토하는 것을 멎게 하고 소화를 돕는다. 또한 술독을 풀고 예막을 없앤다. 백두구는 방향성 건위약으로써 위액 분비를 항진시키고 장의 윤동운동을 세게 하며 장의 이상발효를 억제하고 가스가 잘 나가게 한다. 기체로 헛배가 부르고 아플 때, 비위가 허한하여 소화가 잘 안되고 배가 아프며 트림이 나고 메스껍거나 구토가 나는 데, 열격, 반위, 딸꾹질, 예막 등에 쓴다. 술독을 푸는 데도 쓴다. 하루 2~4그램을 달임약, 알약, 가루약 형태로 먹는다. 위열로 토하는 데는 쓰지 않는다."

16
포공영
만병에 효과 높은 흔한 풀

 포공영은 민들레입니다. 민들레는 풀밭이나 논둑, 길
옆, 마당 귀퉁이 등 흙이 있는 곳이면 어느 곳에나 뿌리
를 내리는 생명력이 억척스럽게 질긴 식물입니다. 이
민들레를 잎이 달린 채 뿌리를 캐내어 말려서 약으로 씁니다.

민들레는 여성의 유종(乳腫)이나 유방암에 좋은 효과가 있습니
다. 또 갖가지 화농성 질환에 고름을 없애는 힘도 매우 강한 약초이
지요. 민들레는 맛이 쓰고 달며, 성질은 차갑습니다. 간, 위에 들어
갑니다. 해열, 이뇨, 소염, 건위, 최유(催乳), 해독, 청혈 작용이 있습
니다. 여성의 유방에 종기 멍울이 생겨 염증이 된 것과 젖에 종기가
나서 쑤시고 아픈 것을 낫게 합니다. 또 종기를 낫게 하고 열로 인한
독을 풀어 주며, 땀을 잘 나게 하며 변비를 치료합니다. 흰머리를 검
게 하고 뼈와 근육을 튼튼하게 하고 눈병을 낫게 하며 뱀이나 독벌
레에 물렸을 때에도 효과가 있습니다. 각기, 수종, 천식, 기관지염,

중풍·관절염·산후통·디스크를 고치는 약재 마흔한가지

임파선염, 늑막염, 위염, 간염, 담낭염에도 효력이 있습니다. 식도가 좁아 음식을 먹지 못하는 것, 요로 감염, 결핵, 소화불량을 고치고 체기를 흩으며 여성의 자궁병을 치료하고 젖을 잘 나오게 합니다.

민간에서도 민들레는 종기, 식중독 위궤양에 효과가 있다 해서 널리 먹었고, 서양에서도 피를 맑게 한다고 하여 종기나 위장병을 고치는 데 흔히 썼습니다. 생잎을 씹어 먹으면 만성 위장병에 좋고 정력에도 좋다고 합니다.

민들레의 꽃줄기나 잎을 꺾으면 끈끈하고 쓴내 나는 우유빛 즙이 나옵니다. 이것을 유액(乳液)이라고 하지요. 이 유액은 식물이 상처를 입었을 때 상처를 보호하고 치료하기 위해 내는 물질입니다. 유액이 나오는 식물은 민들레뿐만 아니라 고구마, 무화과, 상추, 애기똥풀, 고들빼기, 양귀비 같은 것들이 있지요.

민들레는 이 흰빛 유액 때문에 여성의 젖을 잘 나오게 하는 데에도 씁니다. 동양의학에는 상사이론(相似理論)이라는 것이 있는데 이것은 이를테면 동물의 간을 먹으면 간장에 좋다는 식의 이론입니다. 쇠무릎지기처럼 관절 마디가 뚜렷한 식물은 관절염 같은 관절의 병에 좋고 산딸기, 참깨, 호박씨 같은 것은 사람의 씨앗, 곧 신장이나 출산 기능에 좋다는 것으로, 현대 서양 의학의 새 분야인 분자교정의학(分子矯正醫學)에서 치료에 활용하여 그 효과를 입증하고 있습니다. 민들레, 상추, 고들빼기 등 흰 유액이 나오는 풀은 대개 젖을 잘 나오게 하는 효능이 있습니다.

민들레는 항암 효과도 상당합니다. 특히 여성의 유방암과 남자들의 폐암에 효과가 좋은 것으로 여러 임상 결과에서 증명되고 있습니다. 〈항암본초〉에는 민들레를 달인 물이 폐암 세포에 뚜렷한 억제 작용이 있다고 했고, 백혈병, 치근암, 자궁암, 위암, 유선암, 비안암 등에 민들레를 활용하는 방법을 적었습니다. 민들레는 금은화 곧 인동꽃과 함께 쓰면 항암 효과가 더 커진다고 합니다.

민들레 잎에는 간의 지방 변성을 억제하는 이눌린이라는 성분이 있어서 황달에 효과가 높습니다. 가을철에 뿌리째 캐서 흙을 씻어내고 달여서 하루 3~4번 먹거나 생즙을 내어 먹으면 웬만한 황달은 낫습니다. 뿐만 아니라 위염이나 위궤양 같은 것도 잘 낫습니다.

민들레는 세계 각처에 2백~4백 가지쯤이 있는데 우리나라에는 흰민들레, 민들레, 산민들레, 좀민들레, 키다리민들레, 서양민들레의 여섯 가지가 자랍니다.

그런데 보통 도시 근교나 길옆, 잔디밭 같은 데서 흔히 볼 수 있는 것은 애석하게도 서양민들레입니다. 이것은 유럽에서 들어온 것으로 토종 민들레보다 번식력과 적응력이 강하여 토종을 쫓아내면서 맹렬하게 퍼져 나가고 있습니다. 토종 민들레는 서양민들레에 밀려 지금은 인적이 드문 산 속에서나 볼 수 있게 되었습니다.

서양민들레와 토종 민들레는 그 생김새와 성질이 조금 다릅니다. 토종 민들레들은 꽃이 4~5월에 피지만 서양민들레는 3월부터 11월까지 계속 피고 잎의 생김새도 토종은 점잖고 의젓하지만 서양종은 톱니가 깊게 갈라져서 조잡하게 보입니다. 그러나 가장 뚜렷한 차이점은 꽃받침에 있습니다. 꽃받침에 붙어 있는 총포엽이 토종은 곧게 서고 서양종은 뒤로 젖혀져 있습니다. 민들레 역시 대부분의 다른 약재들과 마찬가지로 우리나라에서 난 토종 민들레가 약효가 한결 높습니다. 중국 의학책에도 조선에서 난 흰 꽃 피는 민들레가 약성이 으뜸이라고 적혀 있습니다.

17
금은화
염증 다스리기 으뜸약

금은화는 인동덩굴의 꽃입니다. 꽃이 처음 필 때는 흰색이다가 차츰 노랑색으로 바뀌는 까닭에 흰 꽃과 노란 꽃이 사이좋게 어울려 피어 있는 것으로 보입니다. 금은화(金銀花)란 이름도 금빛과 은빛의 꽃이 섞여 있기 때문에 붙은 이름입니다.

금은화는 좋은 이름을 가진 만큼 고산식물의 꽃처럼 티없이 맑고 깨끗한 맵시가 있고 꽃향기도 일품입니다. 꽃이 아름다운 만치 좋은 향기를 가진 식물이 많지 않은 것에 견주어 인동꽃에는 꽃에 어울리는 은은하면서도 즐거운 환상에 젖어들게 하는 그런 기분 좋은 향기가 있습니다. 향기뿐만 아니라 인동꽃 속에는 향기보다 달콤한 꿀이 많이 들어 있어서 인동꽃 주위는 늘 벌들의 날개짓 소리로 소란합니다.

금은화는 만병의 약이라 부를 만큼 약성이 뛰어난 식물입니다.

중국에서는 금은화가 우리나라의 인삼보다도 더 약효가 높다고 자랑하는 사람이 있을 정도입니다. 그러나 꼭 같은 금은화라고 해도 중국에서 수입한 것을 써 보면 효과가 우리나라 것의 10분지 1도 나지 않습니다.

금은화는 염증과 종기를 고치는 데 신효가 있습니다. 강한 항균 작용과 독을 풀고 열을 흩어 내리는 효과가 있어서 유행성 독감 같은 전염성 염증이나 종기, 종창, 종양에 효과가 탁월합니다.

〈동의학사전〉에는 금은화의 약성에 대해 이렇게 적혔습니다.

"이른 여름에 꽃을 따서 그늘에서 말려서 쓴다. 맛은 달고 성질은 차다. 폐경, 비경, 심경에 작용한다. 열을 내리고 독을 푼다. 약리 실험에서 억균 작용, 면역 부활 작용, 염증 없애기 작용, 약한 진통 작용, 이뇨 작용, 항암 작용, 항바이러스 작용 등이 밝혀졌다. 루테올린 성분이 활평근에 대한 진경 작용, 이뇨 작용을 나타낸다. 옹종, 창양, 악창, 옴, 이질, 외감열병 초기, 온역 초기, 연주창 등에 쓴다. 대장염, 위암, 위궤양, 편도염, 방광염, 인두염, 결막염 등에도 쓸 수 있다. 하루 10~15그램을 달임약, 가루약, 알약 형태로 먹는다. 외용약으로 쓸 때는 가루 내어 뿌리거나 기초제에 개어 바른다."

금은화는 민간에서 암치료약으로 흔히 씁니다. 물에 달여서 차처럼 마시면 위암이나 폐암이 호전되는 경우가 더러 있습니다. 금은화에 지네를 더하여 함께 달여서 먹고 폐암을 고친 사례도 있습니다. 금은화는 오랜 옛날부터 종기나 종창 같은 곪는 병에 특효약으로 오래 써 왔으므로 암에도 상당히 좋은 효과가 있는 것은 틀림없습니다.

〈항암본초〉에는 금은화가 복수암 세포에 대한 억제 작용이 있고, 비인암, 유선암, 자궁경암 등에 민들레 회화나무꽃, 전갈, 벌집, 같은 약재와 함께 쓴다고 했습니다.

금은화는 전염성 간염에도 효과가 좋다고 합니다. 중국에서는 금은화와 인동덩굴 달인 물을 간염 환자한테 먹여 상당한 효과를 보고 있다고 합니다.

인동덩굴도 그 꽃에 못지 않은 약성이 있습니다. 인동덩굴은 겨울에는 잎이 떨어지지 않고 붙어 있으므로 추운 겨울을 이겨내는 장한 뜻이 있다 하여 인동(忍冬)이라는 이름이 붙었습니다. 인동덩굴을 겨우살이덩굴이라 부르기도 하지요. 인동덩굴의 약성에 대해 〈동의학사전〉에 적힌 내용은 다음과 같습니다.

"늦은 여름부터 가을 사이에 줄기를 거두어 햇볕에 말린다. 맛은 달고 성질은 차다. 심경, 폐경에 작용한다. 열을 내리고 독을 풀며 경맥을 잘 통하게 한다. 약리 실험에서 활평근에 대한 진정 작용, 이뇨 작용, 억균 작용 등이 밝혀졌다. 온병 때의 열나기, 열독설사, 혈리, 부스럼 등에 쓴다. 간염에도 쓴다. 하루 10~30그램을 달임약, 알약, 가루약 형태로 먹는다. 외용약으로 쓸 때는 가루 내서 기초제에 개서 바른다."

인동덩굴과 금은화는 우리나라에서는 제주도에 많이 납니다. 강원도나 경상도 지방에서도 많이 나지요. 초여름이면 인동덩굴이 온통 산기슭을 금은빛으로 뒤덮지만 이것을 애써 채취하는 사람은 보이지 않습니다. 한의원이나 한약방에서 거의 중국에서 사들여 온 것만을 쓰기 때문에 버려져 있는 것이지요. 그러나 수입산은 향기도 별로 없고 약효과도 형편없습니다. 중국산을 써서는 아무 병이건 좋은 효과를 보기가 어렵습니다.

18
백강잠·석룡자
천하 으뜸의 보양제

백강잠은 흰가루병에 걸려서 죽은 누에를 말린 것입니다. 대개 누에밤나비과에 딸린 누에 나비의 유충이 흰가루병에 걸려 죽으면 겉이 흰가루병균인 흰색 이슬 모양의 균사로 덮이면서 딱딱하게 굳습니다. 약간 불쾌한 냄새가 나고 잘 부러지며 맛은 약간 짭니다.

요즘은 흰가루병에 걸려 죽는 누에가 흔치 않으므로 흰가루병균을 인공 배양하여 누에한테 뿌립니다. 4령생 누에가 허물을 벗고 5령생이 된 다음 뽕잎을 먹기 시작할 무렵에 흰가루병균을 분무기로 뿌리면 3~4일 뒤부터 포자가 발육하여 누에가 죽기 시작하는데 5~6일이면 많이 죽고 7~8일이면 다 죽습니다. 죽은 것을 바람이 잘 통하는 그늘에서 말려 약으로 씁니다.

백강잠은 항암 작용과 진경 작용, 억균 작용, 그리고 부신피질 자극 작용이 있습니다. 중풍이나 두통, 치통, 자궁출혈 같은 데 흔히 씁니다.

백강잠의 약리 효과에 대해서는 〈동의보감〉에 다음과 같이 적혔습니다.

"성질이 고르고 맛이 매우며 독이 없다. 어린아이의 경간을 치료하고 벌레를 없애며 흑간(黑癇)을 덜어 주고 모든 창의 반랑과 일체의 풍질(風疾)에 피부가 가려우며 마비된 것과 부인의 붕중하혈(崩中下血)을 치료한다."

백강잠의 항암 작용에 대해서는 북한에서 펴낸 〈동물성동약〉이란 책에, 백강잠 우린 액을 흰생쥐에게 투여하였더니 사르코마 180암세포에 대한 억제율이 71.4퍼센트나 된다고 적혔습니다. 중국의 상민의가 쓴 〈항암본초〉에는 사람의 간암 세포의 호흡을 억제하는 효과가 있다고 했습니다. 뇌종양, 위암, 대장암, 식도암 등에 광나무 열매, 전갈, 마전자, 뽕나무잎, 들국화 등과 함께 써서 좋은 효과를 본 적이 있다고 합니다.

〈동의학사전〉에는 백강잠의 약리 효과가 이렇게 적혔습니다.

"맛은 짜고 매우며 성질은 평하다. 폐경, 비경, 간경에 작용한다. 경련을 멈추고 담을 삭인다. 약리 실험에서 진경 작용, 억균 작용, 항암 작용이 밝혀졌다. 경풍, 경간, 중풍으로 말을 못하고 입과 눈이 비뚤어지며 반신을 쓰지 못하는 데, 후두염, 머리 아픔, 이쓰기, 눈 아픔, 피부 가려움증, 연주창, 자궁출혈 등에 쓴다. 그대로 볶아 쓰거나 생강즙에 불린 다음 볶아서 하루 6~9그램을 달임약, 알약, 가루약 형태로 먹는다. 외용으로 쓸 때는 가루 내어 뿌리거나 기초제에 개어 바른다."

백강잠은 약간 독이 있으므로 생강으로 법제해서 씁니다. 법제하는 방법에 대해서는 앞에 자세하게 설명되어 있습니다.

석룡자는 도마뱀입니다. 합개, 벽호, 석척 등의 여러 가지 이름이 있고 종류도 꽤 여러 가지가 있습니다. 우리나라에는 집도마뱀과에 1속 1종, 도마뱀과에 2속 5종, 장지뱀과에 2속 2종이 알려져 있습니다. 세계적으로는 1천 종이 넘는다고 합니다. 대개 집도마뱀을 합개, 무막집도마뱀을 벽호, 수궁, 표문도마뱀을 석척, 미끈도마뱀을 석룡자라고 합니다.

도마뱀은 우리나라 남부 지방의 평지에 널리 사는데 요즈음은 환경오염으로 그 숫자가 급격히 줄어들었습니다. 제주도에서 가장 많이 나며 풀밭에서 돌아다니는 것을 파리채 같은 것으로 쳐서 기절시켜 잡습니다. 꼬리가 떨어지면 약성이 훨씬 줄어든다고 하므로 조심해야 합니다. 합개라고 부르는 집도마뱀 종류는 밤에 등불을 비취면 움직이지 않고 가만히 있으므로 그때 잡는다고 합니다. 또 바위틈에 가는 막대기를 넣어서 도마뱀이 물면 재빨리 꺼내어 잡기도 합니다. 잡아서 햇볕에 말려서 약으로 씁니다.

도마뱀은 여러 가지 암에 항암 효과가 있는 것으로 실험 결과 밝혀졌습니다. 〈항암본초〉에는 벽호 2마리를 참기름으로 두 달쯤 우려내어 솜으로 찍어서 유방암이 화농한 곳에 바르고 식도암에는 벽호 10마리를 산채로 소주 1근에 일주일 동안 우려내어 먹는다고 적혔습니다. 또 모든 악성종양에 달걀에 구멍을 뚫고 도마뱀 한 마리를 넣은 뒤 흰 종이로 싼 다음 진흙으로 싸서 숯불로 구워 가루내어 더운물에 타서 먹는다고 했습니다.

중국 무한제일병원에서는 벽호 10퍼센트, 율무, 모자(母子), 황약자(黃藥子)각 30퍼센트를 좋은 술로 우려내어 한번에 15~20밀리리터씩 하루 세 번 빈속에 먹게 하는 방법으로 50명의 말기 식도암 환자를 치료하여 좋은 효과를 보았다고 합니다. 또 중국 온주에서는 벽호 가루를 식도암 환자 4명을 치료하여 모두 효과가 좋아졌고 병증세도 없어졌다고 합니다.

도마뱀은 무엇보다도 보양 효과, 성기능 작용 효과 곧 정력제로서의 효과가 매우 높습니다. 성기능이 약하거나 음위증, 또는 밥맛이 없는 데, 암이나 폐결핵 같은 소모성 질환에 보약으로서의 효과가 탁월합니다. 어쩌면 거의 모든 생약재 가운데서 보양 효과가 가장 탁월한 것 가운데 하나라고 할 수도 있겠습니다.

북한에서의 연구 결과에 따르면, 집도마뱀 우린 액을 흰생쥐한테 피하 주사하였더니 전위선, 정낭성, 항문거근의 질량이 늘어나고, 남성호르몬이 더 많이 나왔으며, 에타놀우린액을 주사하였더니 성교 기간이 늘어나고 해부학적 검사에서 난소와 자궁이 커졌다고 했습니다.

도마뱀은 노화 방지 효과도 있습니다. 도마뱀을 약으로 쓰면 추위와 더위를 타지 않고 면역 기능이 높아집니다. 〈동의학사전〉에는 도마뱀의 약성에 대해 이렇게 적혔습니다.

"맛은 짜고 성질은 평하다. 폐경, 신경에 작용한다. 폐와 신을 보하고 숨찬 것과 기침을 멈춘다. 허로, 폐위, 숨이 차고 기침이 나는 데, 각혈, 폐결핵, 당뇨병, 음위증, 입맛이 없는 데 등에 쓴다. 하루 3~6그램을 달임약, 알약, 가루약 형태로 먹는다. 풍한사를 받아 숨이 차고 기침이 나는 데는 쓰지 않는다."

도마뱀은 값이 매우 비싸고 구하기가 어렵습니다. 중국에서 수입한 것은 건재상에서 구할 수 있는데 우리나라에서 난 것보다 독이 더 많고 약효는 형편없이 낮아서 별로 쓸모가 없습니다. 대개 중국에서 난 것은 우리나라에서 난 것보다 굵고 긴 것이 특징입니다. 우리나라에서 난 것은 마치 잘 말린 멸치 같은 모양이고 고소한 냄새가 납니다. 우리나라에서 난 것이라 할지라도 봄이나 여름철에 잡은 것보다는 가을철에 잡은 것이 약효가 훨씬 높습니다. 그러나 가을철에는 몹시 재빨라서 잡기가 어려워서 대개 유통되고 있는 것은 봄이나 여름철에 잡은 것입니다.

도마뱀도 백강잠과 마찬가지로 약간의 독이 있으므로 생강으로 법제해서 약으로 씁니다.

19

적하수오·백하수오

흰머리 검게 하는 약

적하수오는 붉은 조롱이라고 부르는 덩굴식물의 뿌리이고 백하수오는 은조롱이라고 부르는 식물의 뿌리입니다. 두 가지 다 우리나라의 들이나 산에서 드물게 자랍니다. 하수오의 뿌리는 굵고 단단한 덩어리 모양이고 잎은 심장꼴이며 가을철에 적하수오는 흰색의 작은 꽃이, 백하수오는 노란색의 꽃이 핍니다. 요즘은 야생하는 것은 흔하지 않고 재배를 많이 합니다.

하수오는 일찍부터 보약으로 이름높은 약재입니다. 하수오라는 사람이 이 약초를 달여 먹고 흰머리가 검게 되고 160살까지 살았다고 해서 하수오라는 이름이 붙었다는 전설이 있습니다. 또 큰 하수오 뿌리를 베개로 베고 잤더니 수백 년을 살게 되었다든지, 하수오가 오래 묵으면 어린 소년으로 변신한다는 등의 얘기가 전해 옵니다.〈향약집성방〉의 신선방에 보면 하수오를 먹고 신선이 되는 방법이 꽤 여러 가지 적혀 있습니다.

적하수오는 강장, 강정, 보혈 작용이 뛰어납니다. 인삼, 구기자, 당귀 등과 함께 보약, 장수약으로 이름높은 약이지요. 머리카락이 일찍 희어지는 것을 막는 효과도 있고 동맥경화를 막는 데도 좋다고 합니다. 〈동의학사전〉에 적힌 적하수오의 약성은 다음과 같습니다.

"맛은 달고 쓰며 성질은 약간 따뜻하다. 간경, 신경에 작용한다. 간, 신을 보하고 정혈을 불려 주며 뼈와 힘줄을 튼튼하게 한다. 또한 대변을 잘 통하게 하고 헌 데를 잘 아물게 한다. 약리 실험에서 강심 작용, 장윤동운동 강화 작용, 장에서의 콜레스테롤 흡수 억제 작용, 억균 작용 등이 밝혀졌다. 허약한 데, 병후 쇠약, 혈허증, 간과 신이 허하여 허리와 무릎에 힘이 없는 데, 가슴이 두근거리는 데, 불면증, 변비, 신경쇠약, 머리카락이 일찍 희어지는 데, 학질, 이슬, 헌 데, 치질 등에 쓴다. 결핵 환자의 보약으로도 쓴다. 하루 9~18그램을 달임약, 가루약, 알약 형태로 먹는다. 외용약으로 쓸 때는 생것을 짓찧어 붙인다. 적하수오 줄기도 심장을 보하고 진정 작용을 나타내므로 불면증 등에 쓴다."

백하수오는 은조롱 또는 새박덩굴이라고 하는 식물의 뿌리입니다. 적하수오가 붉은 빛이 나는 데 견주어 흰빛이 나기 때문에 백하수오라고 부르지요. 꽃은 노랗게 피고 열매는 마치 조롱박을 닮았습니다.

백하수오는 역시 적하수오와 마찬가지로 보약으로 이름높습니다. 허약 체질이나 신경쇠약에 좋고 특히 남자들의 성기능을 높여 주는 약재로 이름나 있습니다. 백하수오의 약성에 대해서는 〈동의학사전〉에 이렇게 적혔습니다.

"맛은 달고 성질은 약간 따뜻하다. 간경, 신경에 작용한다. 간신을 보하고 정혈을 불러 주며 뼈와 힘줄을 튼튼하게 한다. 또한 대변을 통하게 하고 헌 데를 낫게 한다. 약리 실험에서 강장 작용, 조혈 기능 강화 작용, 피로 회복 촉진 작용, 진정 작용을 나타낸다는 것이 밝혀졌다. 허약한 데, 병후 쇠약, 혈허증, 간신 허로, 허리와 무릎에 힘이 없는 데, 가슴 두근거림, 불면증, 신경쇠약, 머리칼이 일찍 희어지는 데, 변비, 학질, 이슬, 연주창, 헌 데, 치질 등에 쓴다. 결핵 환자의 보약으로도 쓴다. 하루 9~18그램을 달임약, 알약, 가루약 형태로 먹는다. 외용약으로 쓸 때는 생것을 짓찧어 붙인다."

적하수오나 백하수오로 흰 머리카락을 까맣게 바뀌게 한 보기가 여럿 있습니다. 가능하면 야생 하수오를 구하여 잘게 썰어서 좋은 꿀 속에 넣어 1백일 넘게 두었다가 꺼내어 한번에 배부르도록 실컷 먹고 나면 대개 명현 현상으로 쓰러져 잠을 자게 되는데, 한나절쯤 뒤에 깨는 사람도 있고, 이틀이나 사흘쯤 정신없이 곯아떨어지는 사람도 있습니다. 이렇게 두세 번 실컷 먹고 나면 흰머리가 까맣게 되어 자라납니다. 여러 사람이 먹어 보고 효과를 봤으니 아마 거의 대부분의 사람들한테 똑같은 효과가 있을 것으로 생각됩니다. 아무튼 적하수오와 백하수오는 신장의 기능을 매우 튼튼하게 하는 약재임이 틀림없습니다. 관절염이나 암 같은 소모성 질병에 부작용 없는 보약으로 매우 좋은 것입니다.

20

하고초
염증과 고혈압에 효험

하고초는 꿀풀이라고 하는 시골에서 흔히 볼 수 있는 풀입니다. 5~6월에 줄기 윗부분이 길이 6센티미터쯤 되는 꽃이삭이 나와서 보랏빛의 작은 꽃이 촘촘하게 모여서 핍니다. 꽃에는 꿀이 많아서 벌들이 많이 모여들고, 또 꽃을 하나씩 뽑아서 빨면 달콤한 꿀이 나오므로 시골 어린이들이 즐겨 꿀을 빨아먹습니다. 꽃이 피고 난 다음에는 풀 전체가 말라 버리므로 여름에 시든다 하여 하고초(夏枯草)라는 이름이 붙었습니다. 하고초는 독을 풀고 열을 내리며 혈압을 낮추며 종기나 종창을 치료하는 데 높은 효과가 있습니다. 편도선염이나 구내염 같은 갖가지 염증과 기침, 호흡기계 질병, 갑상선기능항진증, 위염이나 위궤양, 당뇨병 등에도 두루 널리 씁니다. 감기에도 좋은 것으로 소문이 나 있지요.

민간에서는 위암이나 식도암 치료에 꿀풀을 달여 먹는데, 임상 실험 결과 항암 효과가 뚜렷하게 있는 것으로 나타났습니다. 〈항암 본초〉를 보면 하고초 달인 액이 JTC-26암세포를 50~70퍼센트 억제한다고 했습니다. 갑상선암이나 다발성 혈관 종양에 몇 가지 다른 약재를 더하여 쓴 기록도 있습니다.

〈동의학사전〉에는 하고초의 약성을 이렇게 적었습니다.

"맛은 쓰고 매우며 성질은 차다. 간경에 작용한다. 열을 내리고 독을 풀며 눈을 밝게 한다. 약리 실험에서 혈압 낮춤 작용, 이뇨 작용, 억균 작용 등이 밝혀졌다. 연주창, 영류, 젖앓이, 머리 헌 데, 옹종, 간화로 눈이 벌개지면서 아픈 데, 붓는 데, 구안와사, 이슬 등에 쓴다. 고혈압, 폐결핵, 전염성 간염 등에도 쓸 수 있다. 하루 6~12그램을 달임약, 알약, 가루약 형태로 먹는다. 외용약으로 쓸 때는 달인 물로 씻거나 짓찧어 붙인다."

하고초는 혈압을 낮추는 데 효력이 있으므로 고혈압 환자한테 좋은 약재입니다. 머리의 비듬을 없애는 약으로도 소문났습니다. 하고초 달인 물로 머리를 감으면 비듬이 없어진다고 합니다. 잎을 진하게 오래 달여 고약처럼 만들어 치질이나 종기, 피부염 등에 바르기도 합니다.

21
감초
공해독 푸는 약

'약방에 감초'라는 말이 있듯 감초는 여러 약재 가운데
빠져서는 안되는 약재입니다. 감초는 쓴 약을 달게 하
여 먹기 좋게 하는 것뿐만 아니라 나름대로 독특한 약
성이 있습니다.

감초는 단맛이 납니다. 그래서 달감(甘)자에 풀초(草)자를 써서
감초라고 부릅니다. 그 단맛이 일흔 두 가지의 광물성 약재와 1천
2백 가지의 식물성 약재를 서로 조화시키는 역할을 합니다.

감초는 우리나라가 원산지가 아니고 중국 북부 지방이나 러시아
가 원산지입니다. 추운 지방에서 잘 자라는 식물이지요. 감초에는
여러 품종이 있는데 우랄감초가 단맛이 많고 품질이 제일 낫다고
합니다.

감초는 모든 약의 독성을 풀어 주고 기침과 담을 삭이며 모든 약
을 중화하는 약입니다. 〈본초강목〉에는 감초의 약성에 대해 이렇

중풍·관절염·산후통·디스크를 고치는 약재 마흔한가지

게 적혔습니다.

"감초의 성미는 달고 평하며 12경맥에 두루 작용한다. 생것으로 쓰면 열을 잘 내리고 구워서 쓰면 상중하 3초의 원기를 보하며 모든 약의 부작용을 막아 준다. 5장6부에 들어 있는 한열의 사기를 없애고 근육과 뼈를 튼튼하게 하고 기운을 솟게 하고 살찌게 한다. 기침을 멎게 하고 속을 덥혀주며 모든 독을 풀고 여러 가지 악창을 다스리고 음혈과 비위를 보한다. 콩과 함께 달여 먹으면 그 효과가 신통하다."

〈동의보감〉에는 "감초는 5장6부의 한열(寒熱)과 사기(邪氣)를 다스리며 눈코입귀와 소대변의 생리를 정상으로 되게 하고 모든 혈맥을 소통시키며 근육과 뼈를 튼튼하게 하고 영양 상태를 좋게 할 뿐만 아니라, 모든 약의 독성을 해독하고 72가지 석약(石藥)과 1천2백가지 초약(草藥)을 서로 조화하여 약효를 잘 나타나게 하므로 별명을 국로(國老)라 한다."고 적혔습니다. 국로라는 말은 나라의 원로라는 뜻이며 감초는 약 가운데 원로라는 뜻입니다.

감초의 약효에 대해서는 요즈음 현대 의학에서 새로 밝혀진 것들이 많습니다. 감초가 암세포의 성장을 억제한다는 보고도 있고, 에이즈 균의 증식을 억제한다는 논문도 발표되었습니다.

감초는 무엇보다도 생강, 대추와 함께 갖가지 독을 푸는 데 그 뛰어난 효과가 있습니다. 식중독이나 갖가지 약물중독, 항암제독을 푸는 데 감초를 따를 만한 것이 없습니다. 감초와 대추를 각각 같은 양으로 하여 오래 끓여서 그 물로 엿을 만들어 먹으면 공해로 인한 갖가지 독을 푸는 데 매우 좋은 효과가 있습니다.

감초는 여러 가지 극성약이나 독성약에 대한 길항 작용을 하여 극약이나 독약으로 인한 약물중독을 치료하고, 세균으로 인한 독에도 중화 작용 및 해독 작용을 합니다.

감초는 그 성분이 물에 분해되면서 갖가지 독소와 결합하여 그 독성을 파괴합니다. 학자들의 연구에 따르면 포수클로랄, 와고스티고민, 요한빈, 스트리키니닌 같은 강한 독성 물질이나 코카인 같은 마약, 디프테리아 균이나 뱀독, 파상풍 독소 등을 풀어 주는 힘이 있다고 합니다. 이 때문에 감초는 약물중독을 해독하는 약으로 널리 쓰이고 있습니다. 요즘처럼 공해가 극심할 때 꼭 필요한 약재가 감초입니다.

민간에도 죽순을 먹고 중독 되었을 때나 말고기를 먹고 중독 되었을 때 감초를 진하게 달여 먹어 해독하는 풍습이 있고 또 버섯 중독이나 담배 중독, 갖가지 약물중독에도 감초를 달여 먹고 해독하였습니다.

감초는 위궤양, 십이지장궤양에도 효과가 큽니다. 북한에서 연구한 것에 따르면 위궤양, 십이지장궤양 환자에게 감초 달인 물을 먹였더니 50퍼센트가 완치되고 나머지는 증상이 뚜렷하게 좋아졌다고 합니다. 이처럼 위궤양 치료 효과가 높으므로 감초로 위궤양이 낫지 않으면 암으로 생각해도 좋을 것이라는 말까지 생겼습니다. 독일에서도 위궤양 환자 38명한테 날마다 감초 20~25그램을 달여 하루 세 번식 6주 동안 마시게 하였더니 그 가운데 32명이 완치되고 3명은 자각 증상이 완전히 없어졌으며 아무 효과도 못 본 환자 3명은 수술을 하기 위해 배를 열어 보았더니 모두 암이었다고 합니다.

이밖에 늑막염과 폐결핵에도 뚜렷한 치료 효과를 보았고, 뇌하수체전엽기능부전증, 에디슨병, 유행성 간염, 기관지 천식, 피부염, 학질, 동상, 손발이 튼 데 등 여러 질병에 뚜렷한 치료 효과를 보았다는 보고가 있습니다.

22
대추
마음을 편하게 하는 선식

대추는 감, 밤과 함께 우리 겨레와 가장 친숙한 과실입니다. 제삿상에서 없어서는 안되는 과실이기도 하고 시집가는 새색시가 시부모한테 큰절을 올리면 시부모가 대추를 치마폭에 던지면서 아들 많이 낳기를 기원하는 풍습이 있습니다.

'대추를 보고도 먹지 않으면 늙는다' 는 옛말이 있을 만큼 옛사람들은 대추를 훌륭한 약으로 여겼습니다. 영양도 풍부하여 '대추 세 개로 요기를 한다' 는 속담도 있습니다.

대추는 강장제, 이뇨제, 영양제, 중화제, 진해제, 소염제로 효능이 있습니다. 예로부터 대추는 내장의 기능을 회복시키고 온몸을 튼튼하게 하며 신경을 안정시키고 노화를 막아 젊음을 유지시켜 주는 것이 있는 것으로 알려져 있습니다. 열두 경맥을 도와 혈액순환을 좋게 하므로 심장을 튼튼하게 하고 열을 내리며 여러 가지 약재를 중화하여 효력을 더 크게 하는 힘도 있습니다.

대추의 약효에 대해 〈신농본초경〉에는 '속을 편하게 하고 비장의 기운을 길러 주며 위의 기능을 좋게 한다' 고 하였고 〈일화본초〉에는 '오장을 보하고 허손을 다스리며, 장과 위를 윤택하게 한다' 고 했습니다.

또 〈백병비방〉에는 '위가 냉하여 구토를 할 때 대추에다 정향을 넣어 푹 삶은 다음 정향을 건져내고 그 물을 하루 두 번씩 공복에 먹으면 좋다' 고 적혔고, 〈다산방〉에는 대추나무잎을 즙을 내어 먹으면 더위 먹었을 때 좋다' 고 했습니다.

〈동의학사전〉에는 대추에 대해 이렇게 적혔습니다.

"맛은 달고 성질은 평하다. 비경 위경에 작용한다. 비, 위, 심, 폐를 보하고 진액을 불려 주며 완화 작용을 한다. 생강과 같이 쓰면 영위를 조화시킨다. 약리 실험에서 강장 작용, 간 보호 작용이 밝혀졌다. 비허설사, 이질, 영유불화, 배아픔, 잘 놀라며 가슴이 두근거리는 데, 장조증, 마른기침, 입안이 마르는 데 쓴다. 하루 6~12 그램을 달임약, 알약 형태로 먹는다. 대추는 강장제로도 쓰고 보약으로도 쓰며 약밥을 해먹기도 한다."

대추의 주성분은 서당, 점액질, 사과산, 포도산 등이고 지지핀산, 지방유, 정유 등의 기름 성분도 들어 있습니다. 대추나무잎에는 혈압을 낮추어 주는 루틴이 1.6퍼센트쯤 들어 있고 이밖에 몇 가지 사포닌과 비타민 A, B1, B2, C, T, B6, K등이 많이 들어 있습니다.

대추는 여성들한테 흔한 정신적, 심리적 갈등으로 인한 히스테리 증세를 치료하는 데 효과가 큽니다. 또 속이 답답하고 잠이 잘

오지 않는 불면증에 대추와 파를 함께 쓰기도 합니다.

　대추는 특히 비위 기능이 약하고 몸이 차며 신경쇠약 등이 걸리기 쉬운 소음 체질에 좋은 약입니다. 북한에서는 대추나무잎 달인 물을 고혈압 치료에 써서 거의 90퍼센트쯤 치료 효과를 거두고 있다고 합니다.

　흔히 야무지고 빈틈없는 사람을 일러 대추씨 같다는 말을 합니다. 대추씨는 최면, 신경 안정, 강장 효과가 있는 외에 불면증을 치료하는 효과가 큽니다. 대추씨보다 멧대추씨가 정신을 안정시키는 효과가 더 강하므로 산조인이라 하여 약으로 많이 씁니다.

　정신병을 치료할 때 벼락맞은 대추나무 삶은 물이 효과가 크다는 얘기가 있습니다. 벼락맞은 대추나무는 단단하기가 돌보다도 더하여 여간한 도끼나 톱으로는 쪼개거나 자를 수 없습니다. 벼락맞은 대추나무의 효력을 미신으로 여기지만, 벼락은 수억 볼트의 전기를 띠고 있으므로 순간적인 높은 열과 강한 전력에 나무가 소독되고 하늘의 기운이 집중되어 특이한 약성을 지닐 수도 있을 것이라고 생각됩니다. 벼락맞은 대추나무는 물에 넣으면 가라앉는다고 하고 닭장 안에 넣어 두면 닭이 새벽이 되어도 울지 않는다고 합니다.

　대추를 오래 먹으면 몸이 가벼워지고 수명을 늘릴 수 있습니다. 최근 일본에서 대추에 제2 정보 전달 물질인 cAMP라는 물질이 다른 어떤 식물보다 많이 들어 있는 것을 발견하였다고 합니다. cAMP는 인체 내의 면역력을 크게 늘려 주는 물질입니다. 종양 세포에 cAMP를 투여하면 정상 세포로 회복될 수 있다고 합니다.

　〈항암본초〉에는 대추 30그램과 짚신 나물 40그램을 진하게 달여 하루 동안 6번에 나누어 복용하여 위암을 치료하는 데 상당한 효과를 보았다고 적혀 있습니다. 또 항문암과 폐암으로 피를 토하는 데 대추와 반묘 등을 쓴다고 했습니다. 대추를 달인 물은 JTC-26 암세포를 95퍼센트 넘게 억제한다고 합니다.

23

생강

독 풀고 새살 살린다

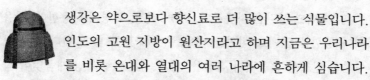생강은 약으로보다 향신료로 더 많이 쓰는 식물입니다. 인도의 고원 지방이 원산지라고 하며 지금은 우리나라를 비롯 온대와 열대의 여러 나라에 흔하게 심습니다. 생강은 위장을 튼튼하게 하고 열을 내리고 독을 풀며 기침과 가래를 멎게 하고 땀을 나게 하는 등의 약리 효과가 있습니다. 민간에서 감기나 배가 아플 때 생강차를 마시는데 생강은 그 성질이 더우므로 찬 것을 먹어 생긴 복통에는 효과가 있기 마련입니다.

생강에는 톡 쏘는 듯한 맛과 향기가 있는데 향기 성분은 진기베린, 진기베론, 캄펜, 보르네올 같은 것들이고 톡 쏘는 매운맛은 진게론과 쇼가올이라는 물질입니다. 진게론은 위점막을 자극하여 혈압을 높이고 위액을 빨리 나오게 합니다. 그러나 진게론을 많이 먹으면 중추신경이 마비될 수가 있습니다. 그러나 어지간히 많이 먹어서는 독성이 나타나지 않고 오히려 매운맛이 입맛을 돋구는 역

할을 합니다. 또 진게론과 쇼가올은 티푸스균, 콜레라균을 죽입니다.

생강은 침 속에 있는 디아스타제의 활성을 높여 소화를 돕고 몸 안의 찬 기운을 밖으로 몰아냅니다. 또 구토를 멎게 하고 가래를 삭이는 효과가 있어 추위로 인한 두통, 기침 등에 효과가 좋고 또 신진대사를 촉진하는 작용도 합니다. 말린 생강보다는 생것으로 쓰는 것이 구토를 멎게 하는 효과가 더 큽니다.

생강은 약을 달이는데 주약으로보다는 보조약으로 많이 씁니다. 대개 신진대사 기능을 촉진하고, 땀내기 작용을 도와주고, 해독 작용을 도와주기 위해 쓰는 것이 대부분이지요. 〈동의학 사전〉에는 생강의 약성을 이렇게 적었습니다.

"맛이 맵고 성질은 따뜻하다. 폐경, 비경, 위경에 작용한다. 땀을 내어 풍한을 없애고 비위를 데워 주며 구토를 멎게 한다. 매운맛 성분은 말초성 게움멎이 작용을, 향기 성분은 중추성 게움멎이 작용을 한다. 생강즙은 건위 작용이 있으며 위점막을 자극하여 혈압을 높이고 균을 죽인다. 풍한 비위가 허약하여 게우는 데, 된입쓰리, 가래가 있으면서 기침이 나고 숨이 찬 데, 소화 장애 등에 쓴다. 3~9그램을 달이거나 짓찧어 즙을 짜서 먹는다. 관절염에는 짓찧어 붙이기도 한다."

〈동의보감〉에는 '말린 생강은 구풍, 소화제로 심기를 통하고 양기를 돋우며 오장육부의 냉을 제거하는 데 쓴다. 또 담을 없애고 기를 내리며 구토를 멈추게 하고 풍한과 증기를 없애며 천식을 다스린다. 생강은 육질은 따뜻하지만 껍질은 차므로 밤에는 먹지 않는 것이 좋고 음력 8~9월에 많이 먹으면 봄철에 눈병을 일으키고 목숨을 단축시키며 근력을 약하게 한다'고 적혔습니다.

　생강은 다른 효과보다는 식중독이나 공해독, 갖가지 약물 중독을 풀어 주는 효과가 뛰어나므로 갖가지 공해에 시달리는 요즘 사람들한테 좋은 약재라고 할 수 있겠습니다. 생강과 감초, 대추를 한데 넣고 달인 물은 온갖 독을 푸는 데 매우 좋은 약차입니다. 생강은 독을 풀고 새살을 빨리 돋아나게 하여 상처를 빨리 아물게 하는 데 효용이 매우 뛰어납니다.

24
석고
열 내림약으로 으뜸

 석고는 유산칼슘이 주성분인 광석입니다. 빛깔이 희고 반투명 또는 불투명한 가루인데 물에 풀리지 않고 냄새와 맛은 없습니다. 우리나라에서는 함경북도와 함경남도, 경기도, 충청남도, 경상남도 등에서 납니다.

석고는 열내림약으로 씁니다. 소음이나 태음 체질의 사람한테는 거의 쓰지 않고 몸 안에 열이 많은 소양 체질인 사람의 열을 내리는 데 꼭 필요한 약재입니다. 〈동의보감〉에 석고에 대해 이렇게 적혔습니다.

"성질은 차며 맛은 맵고 독이 없다. 돌림병으로 머리가 아프고 몸에 열이 나는 것과 3초로 열이 몹시 나는 것, 피부열, 입이 마르고 혀가 타며 목구멍이 타는 증을 낫게 한다. 또 소갈증을 낫게 하고 해기(解肌)해서 땀을 나게 하고 위의 화(胃火)를 사한다."

석고는 유산 칼슘이 75퍼센트쯤 들어 있고 그밖에 유산칼륨, 규

산, 수산화알미늄, 유산철, 유산마그네슘, 점토질, 유기 물질 등이 들어 있습니다. 석고는 물에 녹지 않으므로 양이온인 칼슘 이온으로 몸에 작용합니다. 석고를 물로 끓일 때 보통 0.04퍼센트의 칼슘 이온이 나온다고 합니다..석고의 약성에 대해 〈동의학사전〉에는 다음과 같이 적혔습니다.

"맛은 맵고 달며 성질은 차다. 위경, 폐경, 삼초경에 작용한다. 열을 내리고 진액을 불려 주며 갈증을 멈춘다. 청열 작용이 제일 센 약이다. 벌겋게 달구어 법제한 것은 새살을 잘 살아나게 한다. 해열 작용, 진정 작용, 혈당 낮춤 작용, 염증 없애기 작용, 약한 이뇨 작용 등이 실험 결과 밝혀졌다. 이열증에 주로 쓴다. 또한 폐열로 기침이 나고 숨이 찬 데, 더위를 먹어 땀이 저절로 나는 데, 이가 쏘는 데, 열독으로 인한 발반, 꽃돋이 등에도 쓴다. 하루 10~30그램을 달임약으로 먹는다. 비위가 허한하거나 혈허, 음허로 열이 나는 데는 주의하여 써야 한다."

25

초두구

뱃속을 덥혀 준다

초두구는 생강과에 딸린 여러해살이풀인 초두구의 씨를 말린 것입니다. 키는 2미터쯤 자라고 이른 여름철에 흰색의 종처럼 생긴 꽃이 핍니다. 중국 남부인 복건성, 해남도, 뢰주반도에서 들이나 산에 저절로 자라거나 심습니다. 가을철에 열매를 따서 끓는 물에 넣었다 꺼내어 겉껍질을 제거하고 햇볕에 말립니다.

초두구는 비위를 덥혀 주고 기를 내리며 습을 없애는 약입니다. 씨에 4퍼센트쯤의 정유가 들어 있는데 찬 기운으로 배가 아프거나 설사할 때, 먹은 것이 체하고 토할 때에 좋은 약재입니다. 〈동의보감〉에는 초두구의 약성을 이렇게 기록했습니다.

"성질은 뜨겁고 맛은 매우며 독이 없다. 모든 냉기를 없애고 속을 따뜻하게 하며 기를 내리고 가슴앓이와 곽란으로 토하는 것을 멎게 하며 입안의 냄새를 없앤다... 풍한(風寒)으로 인한 사기(邪

氣)가 위의 윗구멍에 있는 것을 낮게 하고 비위에 침범한 한사를 없애며 가슴과 위가 아픈 것을 낫게 한다."

또 〈동의학사전〉에는 초두구에 대해 이렇게 적혔습니다.

"맛은 맵고 성질은 따뜻하다. 비경, 위경에 작용한다. 비위를 데워 주고 게우는 것을 맞게 하며 습담을 없앤다. 비위가 허한 하여 배가 차고 아픈 데, 게우는 데, 설사, 학질 등에 쓴다. 하루 3~6그램을 달임약, 가루약, 알약 형태로 먹는다."

26

구기자
젊어지는 보약

구기자는 가지과에 딸린 떨기나무의 열매입니다. 구기
자는 옛날부터 이름높은 보약입니다. 구극(枸棘), 고기
(苦枸), 천정(天精), 지골(地骨), 지보(地輔), 선인장
(仙人杖), 서왕모장(西王母杖)등의 이름이 있습니다.

구기자나무는 우리나라의 여러 지방의 마을 주변 또는 메마른
들판, 산비탈 등에 저절로 나서 자라기도 하고 심어 가꾸기도 합니
다. 전라남도 진도와 충청남도 청양 등이 구기자의 명산지입니다.

구기자는 오래 먹으면 뼈가 튼튼해지고 몸이 가벼워지며 흰머리
가 검어질 뿐만 아니라 백살 이상 장수하게 되고 눈이 밝아지고 추
위와 더위를 타지 않게 된다고 알려져 있습니다. 허리 아픈 데, 허
약 체질, 어지럼증, 두통, 당뇨병, 만성 소모성 질병, 폐결핵, 빈혈,
성기능 감퇴 등에 보약으로 널리 씁니다.

〈동의보감〉에는 구기자에 대해 이렇게 적혔습니다.

"성질은 차고(평하다고도 한다) 맛은 쓰며(달다고도 한다) 독이 없다. 내상으로 몹시 피로하고 숨쉬기도 힘든 것을 치료하며 힘줄과 뼈를 튼튼하게 하고 양기를 세게 하며 5로 7상을 낫게 한다. 정기(精氣)를 보하며 얼굴빛을 젊어지게 하고 흰머리를 검게 하며 눈을 밝게 하고 정신을 안정시키며 오래 살수 있게 한다."

〈동의학사전〉에 적힌 구기자의 약성은 다음과 같습니다.

"맛은 달고 성질은 약간 차다. 간경, 신경에 작용한다. 음과 간신을 보하고 정수를 불려 주며 눈을 밝게 한다. 약리 실험에서 몸무게를 늘리는 작용, 간보호 작용, 콜레스테롤과 인지질 낮춤 작용, 혈압 낮춤 작용, 혈당 낮춤 작용 등이 밝혀졌다. 몸이 허약한데, 간신이 허하여 어지럽고 눈이 잘 보이지 않는 데, 음위증, 유정, 허리가 시큰시큰 아픈 데, 무릎에 맥이 없는 데, 영양실조증, 폐결핵, 신경쇠약, 당뇨병, 마른기침 등에 쓴다. 하루 6~12그램을 달임약, 약엿, 약술, 알약, 가루약 형태로 먹는다."

27
강활
풍을 없애고 머리를 시원하게

강활은 미나리과에 딸린 여러해살이풀입니다. 중부 이북의 깊은 산골짜기 그늘지고 물기 많은 곳에서 자랍니다. 키는 1~2미터쯤 자라고 흰색의 작은 꽃이 우산 모양으로 모여서 핍니다. 백지, 독활, 당귀, 어수리 등과 비슷하게 생겨서 잘 모르는 사람은 혼란을 일으키기 쉽습니다. 가을철에 뿌리를 캐서 말려서 약으로 씁니다.

강활은 옛부터 풍과 습을 없애고 마비된 것을 풀며 아픔을 멎게 하는 약으로 중요하게 써 왔습니다. 감기 몸살로 온몸이 아플 때, 열이 나면서 땀이 나지 않을 때, 뼈마디가 쑤시고 아픈 증세에도 씁니다.

〈동의보감〉에는 강활의 약성을 이렇게 적었습니다.

"성질은 약간 따뜻하고 맛이 맵고 쓰며 독이 없다. 주로 치료하는 것이 독활(獨活)과 같다.

강활은 수족태양과 족궐음과 족소음의 표리가 되는 경맥에 인경
하는 약이다. 혼란해진 것을 바로잡아 원기를 회복하게 하는 데 주
로 쓰는 약으로써 통하지 않는 것이 없고 들어가지 못하는 곳도 없
다. 그러므로 온몸의 뼈마디가 아픈 데는 이것이 아니면 치료하지
못한다.

　　강활은 기운이 웅장하므로 족태양경에 들어가고 독활은 기운이
약하므로 족소음에 들어간다. 이 약들은 다같이 풍을 치료하는 데
표리의 차이가 있을 뿐이다."

　　〈동의학사전〉에는 강활에 대해 이렇게 적혀 있습니다.

　　"맛은 쓰고 매우며 성질은 약간 따뜻하다. 방광경 소장경, 간경,
신경에 작용한다. 땀이 나게 하고 풍습을 없애며 아픔을 멈춘다.
진정 작용, 염증 없애기 작용, 억균 작용 등이 실험 결과 밝혀졌다.
풍한표증, 머리 아픔, 풍한습비 등에 쓴다. 감기, 신경통 등에도 쓸
수 있다. 하루 6~12그램을 달임약, 알약, 가루약 형태로 먹는다."

28
우슬
무릎을 무쇠 같이 골수를 충실하게

우슬은 쇠무릎지기, 쇠물팍, 마청초 등으로 부르기도 하는 비듬과에 딸린 여러해살이풀입니다. 줄기의 마디가 쇠무릎을 닮았다 하여 쇠무릎지기라는 이름이 있습니다. 키는 90센티미터쯤 자라고 줄기는 네모가 났는데 마디 부분이 부풀어올랐습니다. 잎은 마주나고 긴 잎꼭지가 있으며 잎 모양은 타원꼴입니다. 줄기 끝에 긴 꽃대가 나와서 아래쪽에서부터 푸른색의 작은 꽃이 핍니다.

우슬은 우리나라 어디에서나 흔히 납니다. 산, 들, 길옆 등 약간 습기가 있는 땅에서 잘 자랍니다. 가을에 뿌리를 캐서 물에 씻어 말려 약으로 씁니다.

우슬은 관절염과 중풍, 오줌이 잘 안 나가는 데 좋은 효과가 있는 약재입니다.

쇠무릎지기 뿌리에는 사포닌, 알칼로이드 성분의 점액질이 들어 있고 또 곤충 변태호르몬인 에크디스테론, 이노코스테론이 들어 있습니다. 곤충 변태호르몬은 곤충의 애벌레가 번데기로 바뀔 때 필요한 호르몬입니다. 이 성분은 뽕나무잎을 비롯한 여러 식물에 들어 있습니다.

우슬의 약성에 대해 〈동의보감〉에는 이렇게 적혀 있습니다.

"성질은 평하고 맛은 쓰며 시고 독이 없다. 주로 한습으로 위증과 비증(痺證)이 생겨 무릎이 아파서 굽혔다 폈다 못하는 것과 남자의 음소(陰消)증과 늙은이가 오줌이 나오는 것을 참지 못하는 것 등을 치료한다. 골수를 보충하고 음기를 잘 통하게 하며 머리털이 희지 않게 하고 허리와 등뼈가 아픈 것을 낫게 한다. 유산시키고 월경을 통하게 한다.

12경맥을 도와주며 피를 잘 돌게 하고 피를 생기게 하는 약이다. 모든 약기운을 이끌고 허리와 넓적다리로 내려가게 한다. 술로 씻어서 쓴다."

〈동의학사전〉에 적힌 우슬은 약성은 이렇습니다.

"맛은 시고 성질은 평하다. 간경, 신경에 작용한다. 혈을 잘 돌게 하고 어혈을 없애며 달거리를 통하게 하고 뼈마디의 운동을 순조롭게 하며 태아를 떨어뜨린다. 약리 실험에서 자궁 수축 작용, 이뇨 작용, 항알레르기 작용, 억균 작용 등이 밝혀졌다. 달거리가 없는 데, 난산, 산후 배아픔, 산후 자궁무력증, 부정 자궁출혈, 붓는 데, 임증, 부스럼, 타박상 등에 쓴다. 하루 4~10그램을 달임약, 약술 형태로 먹는다. 임신부에게는 쓰지 않는다."

29

천마

뇌질환에 신효

천마는 키 30~100센티미터쯤 자라는 여러해살이풀입
니다. 뿌리는 고구마처럼 덩이졌고 줄기는 붉은 밤색에
조그마한 잎이 듬성듬성 났습니다. 뿌리를 천마(天麻)
라고 하고 줄기를 적전(赤箭)도는 정풍초(定風草)라고 합니다.

천마는 한방에서 매우 귀중하게 여기는 약재입니다. 두통이나
중풍, 불면증, 우울증 같은 두뇌의 질환, 간질, 위궤양, 식중독, 간
경화, 디스크 등에 이르기까지 광범위한 질환에 두루 뛰어난 효과
를 발휘합니다.

〈향약집성방〉에는 천마의 약성을 이렇게 적었습니다.

"맛은 맵고 성질은 평하다. 독이 없다. 풍습으로 인한 여러 가지
마비증, 팔다리가 오그라드는 것, 어린이의 풍간, 잘 놀라는 것 등
을 치료하고 허리와 무릎을 잘 쓰게 하며 근력을 높여 준다. 오래
먹으면 기운이 나고 몸이 거뜬해지며 오래 산다. 산에서 자라며 음

력 5월에 뿌리를 캐어 햇볕에 말린다. 〈본초강목〉

천마를 일명 적전지 또는 정풍초라고 한다. 맛은 달고 성질은 평하다. 냉증이나 여러 가지 마비증, 팔다리를 쓰지 못하는 것, 말을 많이 하면서 정신이 흐릿한 것, 잘 놀라고 정신이 흐릿한 것 등을 치료한다. 〈약성론〉

천마는 성질이 차다. 열독과 옹종에 줄기와 잎을 찧어 붙이고 또 씨로 밥을 지어먹으면 열기가 없어진다. 못가에서 자라며 마편초와 닮았고 마디마디에 자주색 꽃이 피며 들 맨드라미와 같은 씨가 생긴다. 〈진장기〉

맛은 달고 성질은 따뜻하다. 양기를 돕고 5로7상을 보하며 귀주, 고독을 없앤다. 또 혈맥과 관규를 잘 통하게 한다. 먹을 때 금할 것은 없다. 〈일화자본초〉

봄에 싹이 돋는데 갓 돋은 것은 함박꽃 싹과 같고 줄기는 한 대로 곧추 올라가 2~3자나 자라는데 마치 화살대와 비슷하며 속은 비어 있고 붉은 빛이 난다. 그 때문에 적전이라고 부른다. 줄기 속은 비었고 잎은 약간 뾰족하며 작은 잎의 절반 이상이 줄기에 붙어 있다. 가는 줄기 끝에 이삭 모양의 꽃이 피고 콩알 같은 씨가 생긴다. 씨는 여름에도 떨어지지 않고 있다가 줄기 속으로 내려가 땅에 떨어진다. 뿌리 모양은 참외와 비슷하며 10~20개가 잇따라 달리고 큰 것은 무게가 200~400그램이나 된다. 껍질은 흰누른빛으로 백룡피라 하고 뿌리살을 천마라 한다. 음력 2~3월과 5~8월에 채집하여 껍질을 긁어 버리고 끓는 물에 약간 삶아 햇볕에 말려서 쓴다. 고산이나 형산 지방 사람들은 흔히 생것을 꿀과 같이 달여서 과자로 만들어 먹는데 그 맛이 매우 좋다. 〈도경〉

북한에서 펴낸 〈동의학사전〉에는 천마의 약성을 이렇게 설명하고 있습니다.

　"맛은 맵고 성질은 평하다. 간경에 작용한다. 경련을 멈추고 간양을 내리며 풍습을 없앤다. 약리 실험에서 진경, 진정 작용, 진통 작용이 밝혀졌다. 머리가 어지럽고 아픈 데, 경풍, 전간, 중풍으로 말을 못하는 데, 팔다리가 오그라드는 데 등에 쓴다. 신경쇠약증에도 쓴다. 하루 6~9그램을 달임약, 가루약, 알약 형태로 먹는다."

　그러나 30년 동안 깊은 산에서 천마를 재배하며 천마의 약성 연구에 몰두한 민간 의학자 유성길 씨는 천마는 지금까지 알려진 약성 외에 청혈(淸血), 해독(解毒), 소염(消炎), 항암 효과도 뛰어나서 사람의 체질에 따라 제대로 쓰기만 하면 거의 모든 질병을 고칠 수 있다고 했습니다. 유성길 씨가 밝힌 천마의 약성은 다음과 같습니다.

　"천마는 양(陽)이면서도 음(陰)에 속한 약초다. 자연 퇴비나 나뭇잎이 썩어서 생긴 진균(眞菌)을 좋아하고 사람이나 동물이 건드리는 것을 싫어한다.

　천마는 달고 쓰고 짜고 맵고 시고 담담하고 구수하고 아리고 노리고 비리고 찌리하고 요욕한 맛 등 온갖 맛을 지니고 있어서 모든 장부와 경락에 다 들어간다.

　피를 맑게 하고 어혈을 없애며 담과 습을 제거하고 염증을 삭이며 진액을 늘리고 피나기를 멎게 하며 설사를 멈추고 독을 풀어 주며 갖가지 약성을 중화하고 완화하며 아픔을 멎게 하는 등의 작용이 있다.

　천마는 다음과 같은 여러 질병에 효과가 있다. 고혈압, 저혈압,

중풍, 반신불수, 뇌일혈, 타박상, 뇌출혈, 뇌진탕, 당뇨병, 간경화증, 가스중독, 농약 중독, 백혈병, 혈우병, 어지럽고 머리가 아플 때, 차멀미와 뱃멀미, 혈액순환이 잘 안되는 것, 크게 놀란 병, 하반신 마비, 좌섬통(挫閃痛: 목덜미와 잔등이 당기고 뻣뻣한 병), 지방간, 간염, 어깨고 몹시 차가운 병, 팔다리에 열이 날 때, 사지가 뒤틀리는 병, 심장병, 신장병, 어린이 간질, 감기 몸살, 관절통, 좌골 신경통, 삔 데, 위장병, 장출혈, 어혈, 분돈(奔豚: 뱃속에 딱딱한 덩어리가 뭉친 것), 음부소양증, 피오줌, 끓는 물이나 불에 덴 데, 쇠독, 종양, 동상, 다형성홍반(多形性紅斑), 마른버짐, 변비, 설사, 곽란, 후두염, 산통, 오로칠상(五勞七傷)등이다. 이외에 근육과 뼈를 강하게 하고 장기를 튼튼하게 하며 오래 먹으면 기운을 돋우고 체력을 향상시키는 등의 효력을 말로 다할 수 없다."

천마는 고혈압, 저혈압, 뇌출혈, 뇌일혈, 우울증, 불면증, 두통 등 뇌질환 계통의 질병에 특효가 있습니다. 실제로 교통사고로 뇌를 심하게 다쳐 병원에서 이미 죽은 것으로 의사의 진단이 난 환자에게 천마 생즙을 떠 먹여 아무런 후유증 없이 되살린 거짓말 같은 사례도 있습니다.

뇌출혈에 대한 천마의 약효는 불가사의란 말밖에는 달리 설명할 방법이 없습니다. 뇌가 터져 형체를 알아보기 어렵게 된 상태가 아니라면 대개 천마 생즙으로 회복시킬 수가 있습니다. 뇌출혈로 뇌수술을 해서 정신이상이 되었거나 간질이 생긴 사람, 척추 수술로 몸이 마비된 사람도 완치가 가능합니다. 교통사고 같은 사고로 인한 뇌출혈도 아무 후유증 없이 회복시킬 수가 있습니다.

천마는 항암 효과도 탁월합니다. 폐암 환자가 몇 달 복용하여 나은 일도 있고 위암을 고친 일도 있습니다. 한 국민학교 여선생은 위암으로 3개월밖에 살수 없다는 진단을 받았으나 천마 가루를 6개월 동안 먹고 몸이 좋아져서 병원에서 진단을 받아 보니 암이 모두 없어졌다고 했습니다. 천마는 진통 효과가 있어 말기 암으로 고통이 격심할 때 통증을 완화시킬 수 있습니다.

30
복령
소나무 뿌리에 나는 항암약

복령은 베어 낸 지 여러 해 지난 소나무 뿌리에 기생하여 혹처럼 크게 자란 균핵입니다. 땅속 20~50센티미터 깊이에 달린 것을 소나무 그루터기 주변을 쇠꼬챙이로 찔러서 찾아냅니다. 직경 30~50센티미터쯤의 덩어리이고 겉은 소나무 껍질처럼 거칠며 속은 희거나 분홍빛이 납니다. 속이 흰 것을 백복령이라고 하고 분홍빛인 것을 적복령이라 부르며, 복령이 소나무 뿌리를 둘러싼 것을 복신(茯神)이라 부릅니다.

복령에는 복령당(茯笭糖)이라는 펙틴을 84퍼센트 함유하고 있습니다. 물에 녹이면 복령은 98퍼센트의 포도당으로 바뀝니다. 또 철 마그네슘, 칼슘, 칼륨, 나트륨, 인, 셀렌 등이 들어 있습니다.

복령은 이뇨 작용이 있고, 위장을 튼튼하게 하며 마음을 안정시킵니다. 오래 먹으면 몸이 가볍게 되어 늙지 않고 오래 산다고 합니다.

〈신농본초경〉에는 '오랫동안 복용하면 안혼.양신하여 장수한다'고 적혔습니다. 대개 간과 심장의 부종, 비위의 허약, 담음, 설사, 심계(심계)를 동반하는 불면증 등에 효과가 있습니다.

〈동의보감〉에는 복령의 약성에 대해 이렇게 적혔습니다.

"성질은 평하며 맛은 달고 독이 없다. 입맛을 돋구고 구역을 멈추며 마음과 정신을 안정하게 한다. 폐위로 담이 막힌 것을 낫게 하며 신(腎)에 있는 사기를 몰아내며 오줌을 잘 나가게 한다. 수종(水腫)과 임병(淋病)으로 오줌이 막힌 것을 잘 나가게 하며 소갈을 멈추게 하고 건망증을 낫게 한다. 선경(仙經)에서는 음식 대신 먹어도 좋다고 하였다. 이 약은 정신을 맑게 하고 혼백을 안정시키며 9규(九竅)를 잘 통하게 하며 살을 찌게 하고 대소장을 좋게 하며 가슴을 시원하게 한다. 또 영기(榮氣)를 고르게 하고 위(胃)를 좋게 하므로 제일 좋은 약이며 곡식을 먹지 않아도 배고프지 않다고 하였다."

복령에는 상당한 항암 활성이 있는 것으로 밝혀졌습니다. 복령의 주요성분인 파키만 다당류는 그 자체로는 항암 활성이 없지만 1~6가지의 결합을 떼어버리고 1~3결합만 남겼을 때 사르코마 180암에 대한 억제율이 96.88퍼센트였습니다.

중국에서는 계지복령환(桂枝)에 복령(茯笭), 단피(丹皮), 도인(桃仁), 작약(芍藥) 각각 4그램을 가감하여 달인 약물로 자궁근육암 100례를 치료하여 46례는 종양이 완전히 없어지고 34례는 반 이상 줄어들었다고 했습니다.

〈동의학사전〉에는 복령의 약효에 대해 이렇게 적었습니다.

"맛은 달고 심심하며 성질은 평하다. 폐경, 비경, 심경, 방광경에 작용한다. 오줌을 잘 누게 하고 비를 보하며 담을 삭이고 정신을 안정시킨다. 약리 실험에서 이뇨 작용, 혈당량 낮춤 작용, 진정 작용 등이 밝혀졌다. 복령의 다당류는 면역 부활 작용, 항암 작용을 나타낸다. 비허로 붓는 데, 복수, 담음병, 게우는 데, 설사, 오줌 장애, 가슴이 활랑거리는 데, 설사, 잠장애, 건망증, 만성 소화기성 질병 등에 쓴다. 특히 백복령은 비를 보하고 담을 삭이는 작용이 있고, 적복령은 습열을 없애고 오줌을 잘 누게 하는 작용이 좋으며, 복신은 진정 작용이 세므로 비허로 붓는 데와 담음병에는 백복령을 쓰고, 습열로 생긴 오줌 장애 때에는 적복령을 쓰며 잘 놀라며 가슴이 두근거리는 데와 잠장애, 건망증에는 복신을 쓴다. 복령의 껍질도 오줌을 잘 누게 하므로 붓는 데 쓴다. 하루 6~20그램을 달임약, 알약, 가루약 형태로 먹는다.”

31

방풍

중풍을 막고 두통을 없앤다

방풍은 미나리과에 딸린 세해살이풀입니다. 우리나라에서는 북부 지방의 산과 들 양지쪽에 흔히 자랍니다. 높이는 1미터쯤 되고 줄기는 꼿꼿하게 서는데 많은 가지가 나서 좁고 긴 잎이 달립니다. 가을에 뿌리를 캐서 말려서 약으로 쓰며, 잎을 나물로 먹기도 합니다. 우리나라 남쪽 지방의 바닷가에는 갯방풍이라는 것이 있는데 북사삼이라고 하며 방풍 대신 쓰기도 합니다.

방풍은 아픔을 멎게 하는 작용이 있어 옛날부터 여러 가지 풍과 두통을 치료하는 약으로 써 왔습니다. 갖가지 풍을 막아 준다 하여 방풍(防風)이라는 이름이 있습니다.

방풍에 대한 〈동의보감〉의 기록은 다음과 같습니다.

"성질이 따뜻하고 맛이 달며 맵고 독이 없다. 36가지 풍증을 치료하고 5장을 좋게 하며 맥풍(脈風)을 몰아내고 어지럼증, 통풍

(痛風), 눈에 핏발이 서고 눈물이 나는 것, 온몸의 뼈마디가 아프고 저린 것 등을 치료한다. 식은땀을 멈추고 정신을 안정시킨다... 족양명, 족태음경에 들어가는 약이며 족태양의 본경약이다. 풍을 치료하는 데 두루 쓴다. 몸 윗도리에 있는 풍사에는 노두를 버리고 쓰며 몸 아랫도리에 있는 풍사에는 잔뿌리를 버리고 쓴다... 상초의 풍사를 없애는 데 아주 좋은 약이다."

32

모과

뼈마디와 무릎을 튼튼하게

모과는 기침멎이, 아픔멎이 오줌을 잘 나가게 하는 약으로 각기나 부종, 허리 아픔, 뼈마디가 아픈 데 씁니다. 또 더위 먹었을 때 물로 달여 먹기도 합니다. 향기가 좋아서 차로 끓여서 마시며 많이 마시면 음성이 아름답게 된다고 합니다.

모과에 대한 〈동의보감〉과 〈동의학사전〉의 기록은 다음과 같습니다.

"성질은 따뜻하고 맛은 시고 독이 없다. 곽란으로 몹시 토하고 설사하며 계속 쥐가 나는 것을 치료하며 소화를 잘 되게 하고 이질 뒤에 갈증을 멎게 한다. 또한 분돈(奔豚), 각기(脚氣), 수종(水腫), 소갈, 구역과 담연이 있는 것 등을 치료한다. 또한 힘줄과 뼈를 튼튼하게 하고 다리와 무릎에 힘이 없는 것을 낫게 한다... 이것은 간에 들어가기 때문에 힘줄과 혈을 보한다."〈동의보감〉

"맛은 시고 성질은 따뜻하다. 간경, 비경, 폐경에 작용한다. 풍습을 없애고 위기능을 좋게 하며 경련을 멈춘다. 염증 없애기 작용도 나타낸다. 뼈마디 아픔, 각기, 곽란으로 배가 아프며 게우고 설사하며 비장근 경련이 일어나는 데 등에 쓴다. 하루 6~10그램을 달임약, 알약, 가루약 형태로 먹는다."

33
익모초
어머니에게 가장 좋은 약초

익모초는 높이 1미터쯤 자라는 두해살이 풀입니다. 첫
해에는 심장 모양의 잎이 뿌리에 붙어서 나고 이듬해에
는 줄기가 나서 자랍니다. 줄기에 나는 잎은 깃처럼 깊
이 갈라졌고 마주 납니다. 여름철에 가지 끝에 분홍빛을 띤 보랏빛
꽃이 돌려 붙기로 핍니다. 우리나라 어디서나 길섶, 들, 풀밭, 산기
슭에 자랍니다.

꽃피기 전인 5~6월에 줄기를 베어 그늘에서 말려 씁니다. 여성
들의 여러 가지 병에 쓰며 어머니들에게 좋은 약초라 하여 익모초
(益母草)라고 부릅니다.

익모초는 산전 산후에 부인들의 보약으로 이름높습니다. 자궁
수축 작용, 지혈 작용, 혈압 낮춤 작용, 강심 이뇨 작용, 이뇨 작용,
항암 작용 등의 다양한 약리 작용이 있어서 웬만한 질병에는 거의
다 쓸 수 있습니다.

익모초의 항암 작용에 대해서는 〈항암본초〉에 좀흰생쥐의 사르코마—180암에 대한 억제율이 78퍼센트인 것으로 나와 있습니다. 익모초를 달인 물은 높은 항암 작용을 하면서도 몸을 보하는 작용이 있어서 체력을 좋게 하고 몸무게를 늘려 준다고 합니다.

이밖에 유방암에 익모초를 진하게 달여서 그 물로 자주 씻는다는 기록이 있고, 자궁암에 익모초 15그램을 달여 하루 세 번에 나누어 복용한다는 기록도 있습니다. 익모초는 몸을 따뜻하게 하므로 몸이 냉한 것을 고치는 데 매우 좋은 약입니다.

〈동의학사전〉에 적힌 익모초의 약성은 다음과 같습니다.

"맛은 맵고 쓰며 성질은 약간 차다. 간경, 심포경에 작용한다. 혈을 잘 돌게 하고, 어혈을 없애며 달거리를 고르게 한다. 또한 오줌을 잘 누게 하고 독을 푼다. 약리 실험에서 알칼로이드 성분이 자궁을 수축하고 중추신경 계통 특히 호흡중추 흥분 작용, 강심 작용, 혈압 낮춤 작용, 장활평근 이완 작용을 나타낸다는 것이 밝혀졌다. 달거리가 고르지 않는 데, 산후 배아픔, 많은 달거리, 부정 자궁출혈, 이슬, 고혈압, 동맥경화증, 심근염, 심장 신경증에도 쓰며 해산 진통 촉진제로도 쓴다.

하루 6~18그램을 달임약, 알약, 가루약 형태로 먹는다. 외용약으로 쓸 때는 달인 물로 씻거나 생것을 짓찧어 붙인다."

34

백출

으뜸 가는 위장 보약

백출은 국화과에 딸린 여러해살이풀인 삽주의 뿌리입니다. 삽주는 키가 80센티미터쯤 자라고 줄기 끝에 흰빛의 작은 꽃이 둥근 꽃이삭을 이루며 핍니다.

가을이나 봄에 뿌리를 캐서 흙을 털어 버리고 줄기와 뿌리를 다듬어서 물에 씻어 말린 것을 창출이라 하고, 삽주뿌리 가운데서 아래쪽에 붙은 덩이뿌리 부분만을 골라 겉껍질을 벗겨 버리고 햇볕에 말린 것을 백출이라고 합니다.

백출과 창출은 다 이름난 보약입니다.

창출의 약효는 첫째, 속을 덥게 하고 둘째, 비위의 습을 없애며 셋째, 비위의 역기를 누르고 넷째, 비위를 튼튼하게 하여 음식을 잘 먹게 하고 다섯째, 비위의 작용을 고르게 하여 진액을 보충하며 여섯째, 몸의 열을 내리고 일곱째, 무력감과 권태감을 없애 밥맛을 좋게 하며, 여덟째, 갈증을 멈추고 아홉째, 태를 안정시키는 것입니다.

백출은 위의 화기를 없애며 위가 허한 것을 보하고 입맛을 돋구며 냉으로 인한 복통을 낫게 하고 설사를 멎게 합니다.

백출은 방향성 건위약으로 소화불량증이나 위염, 위궤양 같은 위장병에 널리 씁니다. 민간에서는 당뇨병, 폐결핵, 기침, 류마티스관절염, 통풍, 열감기, 간질, 암 등에 쓰며 오래 먹으면 장수한다고 합니다.

또 백출이나 창출을 태운 연기로 옷장이나 곡식 창고 등에 쏘이면 장마철에도 곰팡이가 생기지 않습니다. 이것은 강한 항균력을 지닌 성분이 태울 때 휘발되어 옷이나 곡식 등에 내려앉아 곰팡이가 생기지 않는 것으로 생각됩니다.

백출에 약리 효과에 대해 〈동의보감〉과 〈동의학사전〉에는 이렇게 적혔습니다.

"성질은 따뜻하고 맛이 쓰며 달고 독이 없다 비위를 든든하게 하고 설사를 멎게 하며 습을 없앤다. 또한 소화를 시키고 땀을 멎게 하며 명치 밑이 몹시 그득한 것과 곽란으로 토하고 설사하는 것이 멎지 않는 것을 치료한다. 허리와 배꼽 사이의 혈을 잘 돌게 하며 위가 허냉하여 생긴 이질을 낫게 한다...

〈신농본초경〉에는 백출과 창출의 이름이 없었는데 근래에 와서 백출을 많이 쓴다. 백출은 피부 속에 있는 풍을 없애며 땀을 거두고 트직한 것을 없애며 위를 보하고 중초를 고르게 한다. 허리와 배꼽 사이의 혈을 잘 돌게 하고 오줌을 잘 나가게 한다. 위로는 피모(皮毛), 중간으로는 심과 위, 아래로는 허리와 배꼽의 병을 치료한다. 기병(氣病)이 있으면 기를 치료하고 혈병(血病)이 있으면 혈을 치료한다."〈동의보감〉

중풍·관절염·산후통·디스크를 고치는 약재 마흔한가지

"맛은 쓰고 달며 성질은 따듯하다. 비경, 위경, 소장경, 심경에 작용한다. 비기를 보하고 입맛을 돋구며 음식물의 소화를 돕는다. 또한 습을 없애고 담을 삭이며 오줌을 잘 누게 한다. 땀을 멈추고 태아를 안정시킨다. 주요성분인 정유(2~3퍼센트)가 중추신경에 대하여 적은 양에서는 진정 작용을, 많은 양에서는 마비 작용을 나타내며 소화를 돕는다. 또한 달임약은 이뇨 작용, 억균 작용을 나타낸다. 비기허증에 주로 쓰며 만성 위염, 만성소장염, 식체, 게우는 데, 붓는 데, 담음병, 절로 땀이 나는 데, 절박유산, 마비증 등에 쓴다. 하루 6~9그램을 달임약, 약엿, 가루약, 알약 형태로 먹는다."중국에서는 백출에 항암 효과가 있다는 보고가 있습니다."〈동의학 사전〉

중국 백출의 야생종은 멸종되었고, 재배한 것이 많이 나오는데, 이것을 달인 물이 좀흰생쥐의 사르코마-180암에 대해 32.1퍼센트의 억제 효과가 있었다고 합니다. 우리나라에서 난 백출도 민간에서 위암에 써서 효과를 본 일이 있다고 합니다.

35

동쪽으로 뻗은 솔뿌리

산후풍에 으뜸약

솔은 전체가 좋은 약입니다. 솔잎, 소나무 속껍질, 솔방울, 솔씨, 송진은 말할 것도 없고 솔뿌리, 솔꽃, 솔마디(松節), 뿌리에 생기는 복령, 솔 아래 나는 송이버섯, 솔가지에 늘어져 기생하는 송라(松蘿), 심지어는 소나무 숯까지 중요한 약재로 씁니다.

솔은 제일 흔하면서도 가장 귀한 약재입니다. 솔은 옛적부터 불로장생의 선약(仙藥)으로 여겼습니다. 옛 글에는 솔을 먹고 신선이 되었다거나 머리가 흰 노인이 다시 검은머리가 되고 홍안(紅顔)의 젊음을 되찾았다는 얘기가 적지 않습니다.

중국 사람들이 의약의 신으로 떠받드는 염제 신농씨(神農氏)가 지은 것으로 전하는 〈신농본초경〉에는 사람의 수명을 늘리는 120가지의 상약(上藥) 가운데서 솔을 제일 첫머리에 놓고 있습니다.

솔뿌리는 근육과 뼈를 튼튼하게 하고 어혈을 없애며 몸 안의 나

뿐 것을 없애고 새살을 돋아나게 하는 데 매우 좋은 약재입니다. 산후풍과 관절염, 신경통, 요통, 골수염, 골수암에 매우 훌륭한 약이 됩니다.

소나무에는 몇 가지 종류가 있습니다. 우리나라의 재래종 소나무에는 줄기가 붉은 빛이 나는 육송과 바닷가에 많고 줄기가 회색빛이 나는 해송이 있으며 외국서 들여온 것으로는 리기다소나무, 테다소나무, 백송 같은 것들이 있습니다.

약으로 쓸 때는 우리나라 재래종 소나무의 뿌리를 써야 합니다. 붉은 황토에서 10년에서 15년쯤 자란 어린 소나무의 동쪽으로 뻗은 뿌리(東松根)가 약성이 높습니다. 햇볕을 많이 받는 쪽에 영양분과 약효 성분이 가장 많기 때문입니다. 큰 소나무의 뿌리는 채취하기도 어렵고 약효도 떨어지므로 어린 소나무의 자잘한 뿌리를 쓰는 것이 좋습니다.

민간에서 솔뿌리나 솔마디, 혹은 길옆에 나서 사람이 많이 밟고 다닌 솔뿌리를 오래 달여 먹거나 감주로 만들어 먹고 잘 낫지 않는 관절염이나 신경통, 산후풍, 당뇨병에 효과를 보았다는 사람이 많이 있습니다.

36

홍화씨
부러진 뼈 붙이고 골다공증 고친다

홍화의 씨앗인 홍화씨는 뼈를 튼튼하게 하는 데 매우 좋은 약입니다. 뼈에 금이 가거나 부러졌을 때 홍화씨를 가루내어 먹으면 신기하리만큼 빨리 아물어 붙습니다. 홍화씨는 겉껍질이 매우 딱딱한데 이 껍질에 칼슘을 비롯한 뼈를 튼튼하게 하는 수십 가지 미량 원소들이 골고루 들어 있습니다.

골다공증이나 관절염, 골수염에도 홍화씨가 상당한 도움이 됩니다. 최근의 연구에 따르면 홍화씨에는 희귀 원소인 백금이 들어 있어서 다친 뼈를 빨리 아물어 붙게 하고 뼈를 단단하게 한다고 합니다. 백금은 항암제의 원료로 많이 쓰는데 독성이 많아 활용에 애를 먹고 있습니다. 홍화씨에서 뽑아낸 백금은 식물이 몸 안에서 만들어 낸 것이어서 아무 부작용이 없으면서 암세포의 성장을 억제한다고 합니다.

홍화씨에는 기름이 15~30퍼센트쯤 들어 있습니다. 이 기름에는 우리 몸에 꼭 필요하면서도 몸에서 만들어 낼 수 없는 기름인 리놀산이 75퍼센트 넘게 들어 있어서 식용유로 제일 좋다고 합니다. 홍화씨 기름은 미국이나 유럽, 중국에서 동맥경화를 예방하고 치료하는 약으로 인기가 높습니다. 또 비만증에도 좋은 효과가 있다고 합니다. 홍화꽃에 대해서는 옛 의학책에 자세하게 그 약성이 밝혀져 있지만 홍화씨에 대해서는 옛 문헌에 별다른 기록이 없습니다. 홍화씨는 요즈음 민간에서 뼈가 부러진 것과 금이 간 것, 골다공증 등에 놀랄 만큼 좋은 효과가 있다고 알려지면서 상당한 인기를 얻고 있습니다.

37
느릅나무뿌리껍질
종기, 종창에 신효

 느릅나무는 키 30미터 지름 1미터 넘게까지 자라는 낙
엽큰키나무입니다. 그러나 키 5~10미터 정도로 자라
는 중간키나무와 3~4미터쯤밖에 자라지 않는 난쟁이
느릅나무도 더러 있습니다.

우리나라 중부와 북부 지방의 산골짜기나 물가에 흔히 자랍니
다. 이른봄이나 가을에 뿌리 껍질을 벗겨서 약으로 씁니다. 느릅나
무를 한자로는 유(楡)라고 하고 껍질은 유피(楡皮)또는 유백피(楡
白皮), 뿌리 껍질은 유근피(楡根皮)라고 합니다. 느릅나무 열매는
옛날 엽전 비슷하게 생겼는데 옛사람들은 유전(楡錢)또는 유협전
(楡莢錢)이라 불렀습니다. 열매를 따서 꽃잎과 섞어서 풀처럼 만
들어 두면 발효되어 훌륭한 음식이 됩니다. 이를 느릅나무 장이라
고 하는데 향기가 좋아 옛사람들은 회를 먹을 때 양념으로 흔히 먹
었습니다. 느릅나무 열매는 회충, 촌충, 요충, 같은 뱃속의 기생충

중풍·관절염·산후통·디스크를 고치는 약재 마흔한가지

을 죽이는 효과가 있습니다.

느릅나무껍질을 물에 담가 두면 끈끈한 진이 많이 나옵니다. 씨에도 마찬가지로 끈적끈적한 점액질이 들어 있습니다. 이 끈끈한 점액질 성분이 갖가지 종기와 종창을 치료하는 약이 됩니다.

예로부터 느릅나무뿌리껍질은 종창이나 종기를 고치는 약으로 이름높았습니다. 상처나 종기로 인해 곪는 데에는 느릅나무뿌리껍질을 짓찧어 붙이면 신기하다 할만큼 잘 낫습니다.

느릅나무껍질에 들어 있는 성분은 플라보노이드, 사포닌, 탄닌질, 그리고 많은 양의 점액질입니다. 씨에는 쓴맛 나는 물질이 더 들어 있습니다. 뿌리 껍질은 작은창자와 방광 근육의 운동을 강화하여 대변과 소변을 잘 나가게 하고 강한 염증 없애기 작용, 그리고 약한 기침멎이 작용이 있습니다. 한방이나 민간에서 뿌리 껍질을 달여서 위염, 위궤양 등에 써 왔습니다. 열매와 잔가지를 위암 치료에 쓰기도 합니다. 느릅나무뿌리껍질을 달여서 먹고 암 환자의 상태가 호전되었다는 사례가 더러 있습니다.

느릅나무뿌리껍질의 항암 작용에 대해서는 아직 과학적으로 밝혀진 것이 없습니다. 그러나 종기, 종창, 악창과 갖가지 옹종의 치료에 쓴다는 기록이 옛 문헌에 적혀 있는 것으로 보아서 항암 작용이 꽤 있을 것으로 생각됩니다. 〈동의보감〉에는 느릅나무뿌리껍질의 약성에 대해 이렇게 적혔습니다.

"성질은 평하고 맛이 달고 독이 없다. 잘 나가게 하는 작용이 있기 때문에 대소변이 통하지 못하는 병에 주로 쓰인다. 오줌을 잘 나가게 하고 장위의 사열(腸胃邪熱)을 없애며 부은 것을 가라앉히고 5림을 풀리게 하며 불면증, 후합증을 낫게 한다."

〈동의학사전〉에도 동의보감과 비슷한 내용이 적혀 있습니다.

"맛은 달고 성질은 평하다. 비경, 위경, 폐경, 대장경에 작용한다. 오줌을 잘 누게 하고 부은 것을 내리며 대변을 통하게 하고 위장의 열을 없앤다. 붓는 데, 소변 불리, 변비, 기침, 옹종, 단독, 젖 앓이 등에 쓴다. 하루 12~30그램을 달임약, 가루약 형태로 먹는다. 외용약으로 쓸 때는 달인 물로 씻거나 가루 내어 바른다."

중풍·관절염·산후통·디스크를 고치는 약재 마흔한가지

38

석창포
기억력 좋게 하는 선약

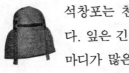 석창포는 천남성과에 딸린 늘푸른 여러해살이풀입니다. 잎은 긴 칼처럼 생겼고 뿌리에는 마디가 있는데 이 마디가 많은 것일수록 약효가 높다고 합니다. 옛 문헌에 한치에 9마디 또는 12마디가 있는 것이 좋다고 했습니다. 석창포 잎이나 뿌리를 떼어 보면 특이한 향기가 나는데 이 향기 성분에 여러 가지 약리 작용이 있습니다. 우리나라에는 제주도를 비롯한 남부 지방의 개울가, 산골짜기 물가에 자랍니다. 돌 위에서 자란 것이 약성이 좋다고 합니다.

가을철에 뿌리를 캐서 말려 약으로 씁니다. 석창포는 정신을 맑게 하고 기억력을 좋게 하는 데 특효가 있는 약초로 오래 먹으면 추위와 더위를 타지 않게 되고, 달리는 말을 따라 잡을 수 있을 만큼 힘이 나며 흰머리가 검어지고 병 없이 오래 살게 된다고 옛 책에 적혔습니다.

석창포는 항암 활성이 뚜렷하면서도 부작용이 없는 약재입니다. 실험에서 석창포가 누른누룩곰팡이와 잡색누룩곰팡이를 각각 92퍼센트와 97퍼센트 억제하는 것으로 밝혀졌고 강한 발암 독소인 황국휘균소 B1과 소변낭포균소에 대한 억제율이 100퍼센트였습니다. 또 체외 실험에서 석창포를 달인 물이 복수암 세포를 죽일 수 있다는 것이 증명되었고, 동물을 이용한 체내 실험에서도 항암 활성이 인정되었습니다.

중국에서는 자궁경부암에 석창포, 보골지를 각각 반씩 섞어 볶아 가루 내어 6그램씩 석창포를 달인 물에 타서 하루 한 번씩 먹고, 또 갖가지 암에 석창포 10그램을 달인 물을 하루 세 번에 나누어 복용한다고 했습니다.

석창포의 정유 성분에는 뚜렷한 진정 작용이 있습니다. 암 환자들은 대개 정신이 불안해지기 쉬운데 이럴 때에 석창포를 쓰면 좋습니다. 석창포는 해열 작용과 함께 염증을 치료하는 효과도 큽니다. 석창포의 정유 성분은 휘발성이 강하므로 약을 달일 때 제일 나중에 넣어야 합니다.

석창포에 대해 〈동의보감〉에는 이렇게 적혔습니다.

"성질은 따뜻하고(평하다고도 한다) 맛이 매우며 독이 없다. 심규(心孔)를 열어 주고 5장을 보하며 9규를 잘 통하게 하고 귀와 눈을 밝게 하며 목청을 좋게 하고 풍습으로 감각이 둔해진 것을 치료하며 뱃속의 벌레를 죽인다. 이와 벼룩 등을 없애며 건망증을 치료하고 지혜를 나게 하며 명치 밑이 아픈 것을 낫게 한다."

석창포는 머리를 총명하게 하는 약으로 이름 높습니다. 음력 7월 7일에 석창포를 캐서 가루를 내어 오래 먹으면 반드시 총명해진다고 옛 책에 적혀 있습니다. 또 중풍으로 인한 마비와 간질, 귀울림, 문둥병, 옹종 등에도 효과가 있다고 적혔습니다.

〈도장경〉에 석창포를 먹고 신선이 되는 방법이 적혔습니다. 이를 요약하면 다음과 같습니다.

"석창포는 수초(水草)의 정영(精英)이고 신화(神化)의 영약이다. 단단하고 작고 고기비늘같은 것을 캐어 1근을 쌀뜨물에 담가서 하룻밤 지난 뒤에 껍질을 긁어내고 썰어 햇볕에 말려 곱게 가루를 만든다. 이것을 찹쌀죽에 넣고 반죽하여 오동나무씨만 하게 알약을 지어 바람이 잘 통하는 곳에서 말린다. 날마다 아침에 20개씩, 밤에 잠자기 전에 30개씩 먹는다.

한 달을 먹으면 소화가 잘되고 두 달이면 담(痰)이 없어지고 5년을 먹으면 골수가 차고 안색이 윤택해지며 흰머리가 검어지고 빠진 이가 다시 난다. 갈홍(葛洪)은 〈포박자(抱朴子)〉에서 말한다. 한중(韓衆)이라는 사람이 석창포를 12년 동안 먹으니 몸에 털이 나고 겨울에 홑이불만 입어도 춥지 않았으며 하루에 1만 자의 글을 쓸 수 있었다. 상구자(商丘子)라는 사람은 결혼하지 않고 오직 석창포 뿌리만 먹고 배고픔을 모르고 늙지 않았으며 기억력이 놀랄 만큼 좋았다."

또 〈선신은서(仙神隱書)〉에는 이렇게 적혔다.

"석창포 화분을 책상 위에 두고 밤새 책을 읽으면 등잔불에서 나는 연기를 석창포가 흡수하므로 눈이 피곤하지 않게 된다. 또 별이 보이는 곳에 석창포를 두고 아침마다 석창포 잎에 맺힌 이슬을 받아 눈을 씻으면 눈이 밝아진다. 석창포를 오래 먹으면 눈이 밝아져서 대낮에도 별을 볼 수 있다."

〈동의학사전〉에는 석창포의 약성에 대해 다음과 같이 적혀 있습니다.

"맛은 맵고 성질은 따뜻하다. 심경, 심포경에 작용한다. 정신을 맑게 하고 혈을 잘 돌게 하며 풍습과 담을 없앤다. 약리 실험에서 건위 작용, 약한 진정 작용, 진통 작용 등이 밝혀졌다. 또한 달임약은 암세포를 죽인다는 것이 밝혀졌다. 의식이 혼미한 데, 건망증, 전간 등에 주로 쓰며 소화 장애, 귀가 먹은 데, 목이 쉰 데, 마비증, 부스럼, 헌 데, 습진 등에도 쓴다. 하루 2~6그램을 달임약으로 먹는다. 외용약으로 쓸 때는 달인 물로 씻거나 가루 내어 뿌린다."

39
으름덩굴
오줌 잘 나오게 하는 한국 바나나

으름덩굴은 덩굴로 뻗어 가는 나무입니다. 타원꼴인 쪽
잎이 손바닥 모양으로 있습니다. 열매는 바나나를 닮았
는데 으름, 또는 한국 바나나라고 부릅니다. 우리나라
중부 이남의 낮은 산과 산기슭, 숲에서 흔히 자랍니다. 줄기를 목
통(木通)이라고 하고 열매를 팔월찰(八月札), 씨를 예지자(預知
子)라고 부르며 다 항암약으로 씁니다.

으름덩굴 달인 물은 체외 실험에서 JTC-26암세포의 억제율이
90퍼센트 이상이고 열매는 50~60퍼센트로 나타났습니다. 또 으
름 덩굴을 에틸알콜로 추출한 것은 좀흰생쥐의 사르코마-180암
억제율이 4.4퍼센트였고 달인 물은 21.5퍼센트였습니다.

중국에서 펴낸 〈항암본초〉에는 췌장암, 구강암, 임파선종양 등
에 으름덩굴, 차전자를 각각 0.027그램, 반묘 0.015그램, 활석 가
루 0.03그램을 섞어서 만든 알약을 하루 1~2알씩 먹고, 방광암으

로 피오줌을 눌 때에는 으름덩굴, 우슬, 생지황, 천문동, 맥문동, 오미자, 황백, 감초를 각각 3그램씩 달여 복용한다고 적혔습니다.

으름덩굴은 소변을 잘 나가게 하고 열을 내리고 독을 풀어 주는 약입니다. 또 갖가지 균을 죽이는 작용도 있습니다.

〈동의학사전〉에는 으름덩굴에 대해 이렇게 적혔습니다.

"맛은 맵고 달며 성질은 평하다.(약간 차다고도 한다) 심포경, 소장경, 방광경에 작용한다. 열을 내리고 오줌을 잘 누게 하며 달거리를 통하여 하고 젖이 잘나게 한다. 약리 실험에서 이뇨 작용, 강심 작용, 혈압 높임 작용, 염증 없애기 작용, 위액 분비 억제 작용 등이 밝혀졌다. 여러 가지 원인으로 붓는 데, 오줌누기 장애, 임증, 젖부족, 달거리가 없는 데, 열이 나면서 가슴이 답답한 데, 부스럼 등에 쓴다. 하루 4~12그램을 달임약, 가루약, 알약 형태로 먹는다."

40

오갈피나무

면역력 늘리는 데 으뜸

오갈피나무는 높이 2~3미터쯤 자라는 떨기나무입니다. 잎모양이 인삼을 쏙 빼닮았고 줄기나 가지에 큰 가시가 드물게 붙었습니다. 우리나라에는 오갈피나무가 여러 종류 자라고 있는데 그 가운데서 중부와 북부 지방의 높은 산 골짜기에서 자라는 가시오갈피가 항종양 작용을 비롯 약성이 가장 높은 것으로 밝혀졌습니다.

오갈피나무는 정신적 육체적 피로를 빨리 풀어 주고 근육과 뼈를 튼튼하게 하며 질병에 대한 저항력을 높여 주며, 마비된 것을 풀어 주는 보약으로 이름높습니다. 특히 생체의 기능 평형을 조절하여, 몹시 춥거나 덥거나 산소가 희박하거나 깊은 바닷속 같은 곳에서 오래 견딜 수 있는 적응력을 높이는 작용이 뛰어납니다.

가시오갈피는 생체의 방어 기능을 높여 주는 동시에 뚜렷한 항암 활성이 있습니다. 가시오갈피를 알코올로 추출한 것이 좀생쥐의 엘리히복수암과 사르코마-180암에 대한 억제율이 40.2~68퍼센트였고, 또 정신과 육체의 피로를 회복시키는 작용이 있었으며 백혈구의 수를 늘렸다고 합니다.

또 오갈피의 알코올 추출물이 흰생쥐의 와크씨암의 전이를 막는 효과가 있었으며, 일본에서 판매하고 있는 오갈피를 달인 물은 체외 실험에서 JTC-26암세포 억제율이 90퍼센트를 넘었습니다.

중국에서는 위암에 가시오갈피 엑기스로 만든 알약을 3개씩 하루에 3번 복용하고 방사선 치료로 인해 백혈구가 감소된 증상에는 가시오갈피 15~30그램을 시루에 쪄서 먹는다고 했습니다. 또 민간에서 소화기 계통의 암에 가래나무의 덜 익은 푸른 열매와 가시오갈피를 2개월 동안 술로 우려내어 복용합니다. 북한에서도 유선암 80례, 구강암 80례에 가시오갈피로 만든 약을 써서 일정한 효과를 보았다고 합니다.

가시오갈피는 신경쇠약, 당뇨병, 동맥경화, 류마티스관절염, 몸이 허약할 때 등에 매우 훌륭한 보약입니다.

〈동의보감〉에는 오갈피에 대해 이렇게 적혔습니다.

"성질은 따뜻하며 (약간 차다고도 한다.)맛은 맵고 쓰며 독이 없다. 5로7상을 보하며 기운을 돕고 정수를 보충한다. 힘줄과 뼈를 든든히 하고 의지를 굳세게 하며 남자의 음위증과 여자의 음부 가려움증을 낫게 한다. 허리와 등골뼈가 아픈 것, 두 다리가 아프고 저린 것, 뼈마디가 조여드는 것, 다리에 힘이 없어 늘어진 것 등을 낫게 한다. 어린이가 3살이 되어도 걸어다니지 못할 때 먹이면 걸어다닐 수 있게 된다... 위로 5거성(五車星)의 정기를 받아서 자라기 때문에 잎이 다섯 갈래인 것이 좋다. 오래 살게 하며 늙지 않게 하는 좋은 약이다."

〈동의학사전〉에는 또 이렇게 적혔습니다.

"맛은 맵고 쓰며 성질은 따뜻하다. 간경, 신경에 작용한다. 풍습을 없애고 기를 도우며 정수를 불려 준다. 또한 힘줄과 뼈를 튼튼하게 한다. 약리 실험에서 중추신경계 홍분 작용, 방사선 피해막이 작용, 유기체의 비특이적 저항성을 높이는 작용, 강심 작용, 강장 작용 등이 밝혀졌다. 간, 신이 허하여 힘줄과 뼈가 연약하고 다리를 잘 쓰지 못하는 데, 풍습으로 허리와 무릎이 아픈 데, 팔다리가 가드라지는 데, 각기, 음위증, 음부 가려움증, 어린이들의 걸음걸이가 늦어지는 데 쓴다. 또한 방사선병 예방 치료에도 쓰고 신경통, 관절염, 류마티스성관절염 등에도 쓴다. 하루 6~9그램을 달임약, 가루약, 알약, 약술 형태로 먹는다."

가시오갈피에 대해서 〈동의학사전〉에는 이렇게 적혔습니다.

"맛은 맵고 쓰며 성질은 따뜻하다. 간경, 신경에 작용한다. 기를 보하고 정을 불려 주며 간신을 보한다. 약리 실험에서 중추신경 홍분 작용, 피로 회복 촉진 작용, 면역 부활 작용, 방사선막이 작용, 혈당량 낮춤 작용, 백혈구 늘림 작용, 강장 작용, 염증 없애기 작용, 기침멎이 작용, 가래삭임 작용 등이 밝혀졌다. 몸이 약하고 기운이 없는 데, 피로, 당뇨병, 동맥경화증, 저혈압, 류마티스성심근염, 관절염 및 류마티스성관절염, 신경통 등에 쓴다. 하루 5~15그램을 달임약으로 쓴다."

41

속단
부러진 뼈 이어 준다

속단은 꿀풀과에 딸린 여러해살이풀입니다. 높이
50~150센티미터쯤 자라고 달걀꼴의 잎이 마주 납니다.
연한 붉은빛의 꽃이 핍니다. 우리나라의 북부 산악 지대
를 빼고는 산기슭 어디서나 자랍니다.

가을에 뿌리를 캐서 씻어 말려서 쓰는데 끊어진 뼈를 잇는다 하
여 속단(續斷)이라는 이름이 붙었습니다. 중국에서는 체꽃과에 딸
린 산토끼꽃을 속단이라 부르기도 합니다. 산토끼꽃은 우리나라의
강원도나 경상북도의 낮은 산에 자라는데 민간에서 갈비뼈가 부러
지거나 상처를 입었을 때 씁니다.

속단은 허리 아픈 데, 타박상, 갈비뼈 부러진 데, 강장약, 진통
약, 염증, 골절 치료약 등으로 씁니다.

〈동의보감〉과 〈동의학사전〉에는 속단의 약성에 대해 이렇게 적
혔습니다.

"성질은 약간 따뜻하며 맛이 쓰고 매우며 독이 없다. 경맥을 잘 통하게 하고 힘줄과 뼈를 이어주며 기를 도와주고 혈맥을 고르게 하며 해산 후의 모든 병에 쓴다... 아픈 것을 잘 멎게 하고 살이 살아 나오게 하며 힘줄과 뼈를 이어주므로 속단이라고 한다. 붕루, 대하, 피오줌을 누는 것에 좋다." 〈동의보감〉

"맛은 쓰고 매우며 성질은 약간 따뜻하다. 간경, 신경에 작용한다. 혈을 잘 돌게 하고 피나는 것을 멈추며 새살이 잘 살아나게 한다. 또한 아픔을 멎게 하고 태아를 안정시킨다. 신허로 인한 허리 아픔, 허리와 다리에 맥이 없는 데, 자궁출혈, 비증, 태동 불안, 이슬, 타박상, 골절, 상처 등에 쓴다. 하루 4~12그램을 달임약으로 먹는다. 뇌환과는 배합 금기이다." 〈동의학사전〉

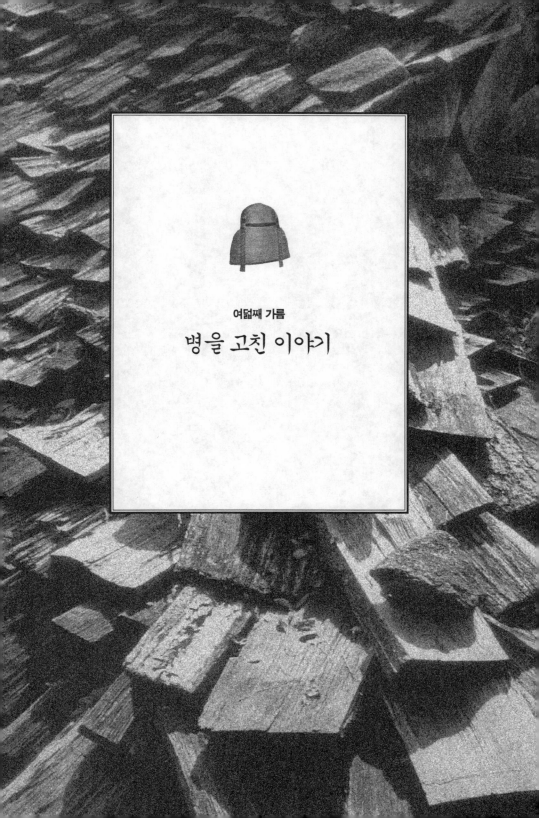

여덟째 가름

병을 고친 이야기

디스크병

나는 서울에서 조그마한 사업을 하고 있는 사람입니다. 나이는 서른이고 이름은 이성수입니다. 건강에는 자신이 있던 내가 갑자기 허리가 아파서 고생하게 된 것은 1993년 초부터입니다. 지나치게 힘이 드는 일을 하다 허리를 삐끗한 뒤로부터는 허리와 엉덩이 부분이 아프기 시작하더니 차츰 다리가 당기고 저린 증상이 나타났습니다. 갈수록 증상이 더 심해져서 허리를 굽히기도 힘들고 걸음을 걷기도 힘들어졌습니다. 특히 계단을 오르내리기가 몹시 고통스러웠습니다.

서울의 종합병원에서 사진을 찍고 정밀 진단을 받아 본 결과는 허리 디스크병, 곧 요추간판탈출증이었습니다. 젊은 나이에 디스크병에 걸려 허리가 아파 몸을 못 쓸 지경이 되고 보니 하늘이 아득했습니다. 의사 선생님은 수술을 하고 물리치료를 하면 거의 완치될 수 있을 것이라고 했으나 부모님과 주위에 아는 사람들은 젊은 나이에 수술을 받는 것보다는 다른 치료법을 먼저 써 보는 것이 좋을 것이라고 했습니다.

먼저 약물 치료로 효과를 볼 수 있을까 하고 허리에 좋다는 약을 이것저것 먹어 보았습니다. 민간요법도 쓰고 양약, 한약 등을 써 보았지만 큰 효과는 없었습니다. 허리가 아파서 직장도 빠지기 예사였고 또 아예 몇 달을 쉬어 보기도 했습니다. 아무 일도 하지 않고 쉬면 별로 아프지를 않다가 약간이라도 일을 하기만 하면 곧 통증이 왔습니다.

그런 중에 고향인 전북 익산에 있는 부모님께서 익산의 민속약국에서 지은 것이라면서 약을 보내 주셨습니다. 유황을 먹여 키운 오리에 토종 소나무의 뿌리, 우슬, 방풍 등 수십 가지 약재를 넣고 달인 약물이라고 했습니다.

부모님이 정성스럽게 보내 준 약이어서 열심히 복용했습니다. 20일쯤 지날 때까지는 별효과가 없는 것 같았으나 한 달이 지나면서 허리가 아픈 것과 다리가 당기는 증세 같은 것이 차츰 없어졌습니다. 약을 먹으면서 마늘을 불에 구워서 죽염에 찍어 하루에 3~5 통씩 먹었는데 그것도 치료에 도움이 많이 되었던 것 같습니다.

디스크병은 갑자기 낫지 않고 천천히 낫더군요. 3개월쯤 약을 먹고 나니까 허리 통증과 다리 통증이 거의 없어졌습니다. 3개월 동안 쉬었던 직장일도 다시 시작할 수 있게 되었고 걸음을 걷거나 허리를 움직일 때에도 전혀 통증이 오지 않았습니다. 심한 디스크병이 3개월 동안 약을 먹고 나은 것입니다. 흔히 디스크병에 걸리면 고칠 수 있는 약이 없고 수술하면 다시 재발한다고 한다는데 민속약국에서 만든 약은 신통하리만큼 효과가 있었습니다.

허리 디스크병의 고통에서 해방된지 3년이 지난 지금까지 허리
에는 아무 탈이 없는 것 같습니다. 몸을 너무 무리하면 허리가 좀
좋지 않을 때도 있지만 일을 하거나 일상생활을 하는 데는 아무 지
장이 없습니다.

　　허리가 아프면 몸을 제대로 움직일 수 없어 불편한 점이 한두 가
지가 아닙니다. 멀쩡한 병신이 되어 버리니까요. 또 그 고통도 겪
어 보지 못한 사람은 상상도 하지 못합니다.

　　허리 디스크는 다 나은 뒤에도 몸을 무리하지 않고 조심해야 한
다는 말을 들어온 터여서 요즈음은 늘 조심하며 지내고 있습니다.
그 동안 제 병바라지를 해주신 부모님께 감사드립니다.

산후통

산후통은 아이를 낳고 나서 몸조리를 잘 못해서 생기는 병인데 현대 의학에서는 원인도 모르고 치료법도 없다고 합니다. 온몸의 뼈마디가 부서지는 것처럼 아픈데 병원에 가면 아무 이상도 없고 신경성이라고만 합니다. 내가 알기에도 산후통으로 고생하는 사람이 적지 않은데 시원스럽게 고칠 수 있는 약이 없는 것 같습니다.

나는 경남 진주에 사는 사람으로 이름은 박순임이고 나이는 마흔입니다. 아이를 낳고 나서 몸조리를 하느라고 했는데 뭐가 잘못되었던지 손끝, 발끝이 저리고 시린 증상이 수시로 나타났습니다. 특히 날이 궂을 때에는 온 전신이 욱신거려 견딜 수가 없고, 또 찬물에 손을 담그거나 날씨가 추워지면 손끝이 몹시 시리고 바람이 솔솔 부는 것 같아 설거지하기가 겁이 났습니다.

산후 조리를 잘못해서 생긴 병에는 늙은 호박을 푹 고아 먹으면 좋다고 해서 여러 번 먹어 보았으나 약간 좋아진 것 같은 느낌만 들 뿐이었습니다. 병원약도 먹고 약국약도 이것저것 먹어 봤으나 별 신통한 효과가 없었습니다.

그런 중 96년 7월 무렵에 소문을 듣고 전북 익산에 있는 민속약국으로 약을 지으러 갔습니다. 산후통, 신경통, 관절염을 비롯 암 같은 난치병을 잘 고친다는 소문을 듣고 찾아간 것이지요.

민속약국의 약사님과 상담을 하고 15일치 약을 지어다 먹었습니다. 약사님은 적어도 2~3개월은 먹어야 된다고 했지만 형편이 좋지 못해서 우선 보름 동안만 먹어 보기로 한 것입니다.

지어 온 약을 보름 동안 정성스럽게 복용했으나 기대할 만한 효과를 얻을 수 없어서 다시 15일치를 더 주문했습니다. 그 보름치 약을 먹는 동안에 손발과 허리 어깨가 시리고 아픈 증상이 차츰 없어졌습니다. 찬물에 손을 담가도 저리고 시린 증상이 나타나지 않았습니다.

그러나 견딜 만하면 약을 잘 먹지 않는 것이 대부분 사람들의 심리인가 봅니다. 집에서 조그마한 사업을 하고 있다 보니 바빠서 약을 먹기를 잊어버리게 되고 또 경제적인 어려움도 있고 하여 약먹기를 중단했습니다.

아무튼 약을 먹고 몸이 이만큼 나은 것은 놀라운 일이며, 한두 달 더 먹으면 완전하게 나으리라고 믿고 있습니다. 이처럼 좋은 약이 더 널리 알려져서 산후통으로 고생하는 사람들에게 도움이 되고, 또 값싸게 공급되었으면 하는 바램입니다.

중풍

나는 나이가 여든한 살 된 백태원이라는 사람으로 자녀들은 모두 출가시키고 아내와 단둘이서 지내고 있습니다. 나이 많은 사람들한테 중풍은 항상 두려움의 대상입니다. 멀쩡하던 사람이 어느 날 갑자기 쓰러져서는 영영 돌아오지 못하게 되거나 반신불수가 되어 버리곤 하는 것을 주위에서 더러 보았습니다. 그러나 내 자신이 그렇게 되리라고는 생각을 못했습니다.

중풍은 혈압이 높은 사람에게 잘 일어난다고 하는데 나는 혈압도 높지 않았고 심장에도 별 탈이 없었습니다. 그런데 평소에 건강에 아무런 탈이 없던 나에게 어느 날 갑자기 중풍이 찾아왔습니다. 어느 날 아침에 내 몸은 인사불성이 되어 버렸습니다. 그러나 그때 의식이 없었으므로 의식이 없는 것조차 느끼지 못했습니다. 의식이 없는 나를 자식들이 발견하고 급히 병원으로 옮겼습니다. 이틀

이 지나서야 의식은 돌아왔지만 몸은 오른쪽을 전혀 쓸 수 없는 반
신불수가 되어 있었습니다. 음식도 먹기 힘들고 말도 제대로 나오
지 않았습니다.

병원에 입원한 채로 여러 날 치료를 받았으나 마비가 풀리지 않
았습니다. 기적이라도 일어나지 않는 한 회복은 어려울 것이라고
들 했습니다.

하는 수 없이 퇴원하여 집으로 돌아와서 병원에서 준 약과 한의
원에서 지어 온 약을 먹으며 지냈습니다. 발병한 지 40일이 지났
으나 병은 조금도 호전되지 않았습니다. 대소변을 모두 받아 내야
하니 식구들의 고생이 여간 아니었습니다. 내 안사람은 나이가 많
아 간호를 할 수 없기 때문에 딸과 며느리가 교대로 나를 보살펴
주었습니다. 자식들에게 너무 미안하여 한시라도 빨리 죽었으면
좋겠다는 생각도 들었습니다.

그렇게 절망적인 상태에서 투병하고 있는 중에 둘째 아들이 민
속약국에서 유황 오리와 여러 가지 약재를 넣고 달인 것이라면서
약봉지를 가져왔습니다. 한약 팩에 담긴 물약인데 하루 두 번 아침
저녁으로 밥먹기 30분전에 한 봉지씩 복용하면 마비된 것이 풀릴
것이라고 했습니다.

병원에서 못 고친 것을 이깟 약을 먹고 났겠냐는 생각이 들기도
했지만 갖고 온 아들의 정성을 생각해서 열심히 복용했습니다. 일
주일 동안은 아무런 호전 반응이 나타나지 않았으나, 열흘쯤 되면
서부터 마비된 부분이 손끝과 발끝에서부터 조금씩 풀리기 시작했
습니다. 20일쯤 지나서 어색하게나마 걸을 수 있을 만큼 회복되었
고 한 달이 지나자 혼자서도 마음대로 움직일 수 있게 되었습니다.

몸이 다 나은 듯하여 약먹기를 중단했더니 한 달쯤 지나면서 다시 몸이 어지럽고 약간 열이 나는 등의 좋지 않은 증상이 나타났습니다. 혹 중풍이 재발하지 않을까 걱정되어 다시 약을 주문하여 15일 동안을 더 복용했습니다.

그 뒤로 나는 아무 탈 없이 건강하게 지내고 있습니다. 치료 도중에 오리고기에 마늘, 파, 생강 같은 양념을 많이 넣고 요리를 해서 국물과 함께 여러 번 먹었습니다. 오리고기는 피를 맑게 하는 작용이 있어서 중풍을 치료하고 예방하는 데 매우 좋다고 합니다.

나는 지금 중풍에 대해서는 전혀 걱정하지 않고 건강하게 지냅니다. 내가 아플 때 간호하느라 고생이 많았던 딸과 며느리에게 고마운 마음을 전하고 좋은 약을 만들어 준 민속약국에 감사드립니다.

중풍은 흔히 약이 없다고 하는데 민속약국의 중풍 치료약은 효과가 참 신통하다는 것을 알았습니다. 내 이웃에도 중풍으로 쓰러져 반신불수가 된 노인이 있었는데 민속약국에서 약을 지어먹고 깨끗하게 나았습니다.

중풍

나는 시골에서 농사를 짓고 있는 평범한 주부로 이름은 김인순입니다. 나이가 쉰 다섯으로 평소 남편의 건강이 좋지 않아 병원 신세를 몇 번 진 적이 있긴 하지만, 나는 그런 대로 몸에 큰 탈이 없이 지내 왔습니다. 혈압이 약간 높기는 했지만 걱정할 정도는 아니라고 했습니다.

그런 중에 어느 날 갑자기 중풍이 닥쳐왔습니다. 96년 4월 어느 날 밭에서 일을 하다가 갑자기 어지러운 증상을 느끼면서 쓰러졌습니다.

의식이 가물가물한 상태에서 가족들에게 발견되어 병원으로 옮겨졌습니다. 병원에서 여러 가지 검사를 받아 본 결과 뇌출혈이라는 판정이 나왔고 안정을 취하는 것 말고는 별다른 치료법이 없다고 했습니다. 나중에 들은 얘기로는 회복이 거의 불가능한 상태이며 회복되더라도 반신불수는 면하기 어려울 것이라고 했다고 합니다.

며칠 동안 입원하여 수액 주사를 맞고 있는 중에 어느 날 둘째딸이 중풍에 좋은 것이라면서 약을 들고 왔습니다. 유황을 먹여 키운 오리에 여러 가지 약재를 넣고 달였다는 약이었습니다.

　　그러나 병원에 입원하여 있던 터여서 의사의 말을 무시하고 다른 약을 먹을 수는 없는 일이어서 의사나 간호사 몰래 약을 먹었습니다. 하루에 두 번 아침저녁으로 밥먹기 30분전에 먹으면 되는 것이어서 먹기가 불편하지도 않았습니다. 나는 의식만 희미하게 있을 뿐 몸 전체가 완전히 마비되어 손가락 하나도 움직일 수 없는 상태였으므로 가족들이 음식이나 약을 모두 떠 먹여 주어야 했습니다.

　　의사나 간호사들 몰래 약을 먹기 시작한지 3일이 지나니까 손가락 끝과 발가락 끝을 조금씩 움직일 수 있게 되었습니다. 5일째부터는 부축을 받아 조금씩 걸을 수 있을 정도로 마비가 풀렸습니다. 병원에서는 기적과 같은 일이 일어났다며 좋아했고 우리 가족들도 모두 기뻐서 어쩔 줄을 몰랐습니다.

　　몸은 빨리 회복되어 입원한지 8일만에 병원에서 퇴원했습니다. 그때 그 병원에는 나와 같은 병으로 입원한 사람이 여럿 있었으나 나 혼자만이 나아서 퇴원했고 다른 사람들은 별 효과를 보지 못한 것으로 보아, 병원의 치료보다는 유황 오리에 여러 가지 약재를 넣고 달였다는 그 약을 먹고 효과를 본 것이 틀림없습니다. 뒤에 듣기로는 중풍으로 갑자기 쓰러진 사람에게 그 약을 먹이면 거의 대부분이 회복되어 재발하는 일도 없다고 했습니다.

　　집에 와서도 민속약국에서 지어 온 유황 오리약을 한달 동안 더 복용했습니다. 이와 함께 집에서 키우던 흰 오리를 잡아서 마늘,

파, 생강 같은 양념을 듬뿍 넣고 국을 끓여서 수시로 먹었습니다. 오리고기가 중풍을 예방하고 치료하는 데 매우 좋다는 얘기를 들었기 때문입니다.

나는 지금 중풍은 씻은 듯 흔적도 없이 나았고 건강합니다. 건강할 때 늘 조심을 해야 하고 또 병은 미리 예방하는 것이 제일이라 하여 요즘은 겨우살이, 느릅나무 뿌리 껍질, 감초, 대추, 생강 같은 것을 넣고 차를 끓여서 수시로 마시고 오리고기도 가끔씩 먹는 등으로 건강에 유의하고 있습니다. 내가 건강을 되찾을 수 있도록 도와주신 분들께 고마운 마음을 전합니다.

관절염

나는 전북 익산에 사는 김문홍이라는 사람으로 나이는 쉰입니다. 사람이 병 없고 건강하게 일생을 산다면 그 것만큼 행복한 삶도 없을 것입니다. 나는 30~40대의 한창 시절을 관절염이라는 병마와 처절하게 싸우면서 보냈습니다. 내가 관절염에 걸린 것은 19년 전인 서른 한 살 때입니다. 처음에는 양쪽 발목 부위가 부어오르면서 아파서 침을 맞고 약을 먹었습니다. 2년 동안 유명한 병원이나 한의원을 찾아다니며 온갖 약을 먹었지만 별 효과가 없었습니다.

시간이 흐를수록 병이 낫기는커녕 더 심해졌습니다. 병원에서 주사를 맞으면 얼마 동안은 아프지 않다가 며칠 지나면 더 심하게 통증이 왔습니다. 아파서 일도 못하고 잠도 잘 수 없었고 심지어는 화장실에도 갈 수 없는 지경에 이르렀습니다. 병원에서 수술을 하면 나을 것이라 하여 발목 부분 수술을 받았지만 낫기는커녕 통증이 더 심해졌습니다.

내가 관절염으로 고생한 이야기는 책으로 써도 족히 한 권 분량은 될 것입니다. 관절을 쓸 수 없으니 혼자서는 밥도 먹기 힘들고 화장실에도 잘 못 갈 지경이 되어 아무 일도 할 수가 없어 직장을 가질 수도 없었습니다. 전국에 용하다는 의원을 찾아다니고 좋다는 약은 다 먹어 보았습니다. 고양이가 좋다 해서 고수십마리를 먹었지만 소용이 없었고, 그밖에 어떤 약도 어떤 민간요법도 나에게는 소용이 없었습니다.

관절염이 몹시 심해져서 무릎 관절 부위에 고름이 생긴다는 진단이 나와 어느 대학병원에서 두 번째 수술을 받았습니다. 수술을 받으면 좀 나으리라고 기대했지만 결과는 마찬가지였습니다. 발목이 부어오르고 통증이 계속되어 진통제만 먹으며 하루하루를 지낼 수밖에 없었습니다.

거의 앉은뱅이나 다름없이 되었으니 일을 할 수가 없어 아내 혼자서 돈을 벌어 가계를 꾸려 나가려니 집안 형편이 갈수록 더 나빠졌습니다. 완전히 쓸모 없는 인간, 폐인이 된 거나 다름없게 되어 버린 겁니다. 관절염이라는 지독한 병은 내 인생을 완전히 망가뜨려 놓았습니다.

그런 중에 잘 아는 사람이 민속약국에서 약을 한번 먹어 볼 것을 권했습니다. 암, 중풍 같은 병도 그 약국에서 잘 고치는데 관절염 같은 것은 아무리 심해도 잘 고친다는 것이었습니다. 나는 좋다는 약에 하도 많이 속아 본 터여서 반신반의하면서 민속약국을 찾아 갔습니다.

민속약국의 약은 유황을 먹여 키운 오리에 석룡자, 누에, 솔뿌리, 다슬기, 마늘, 파, 생강 같은 여러 가지 약재를 넣고 오래 달인 약물이었습니다. 이 약을 먹으면서 마늘을 구워서 죽염에 찍어 하루에 15통에서 20통씩 먹는 것이었습니다.

또 식이요법으로 체질에 맞지 않은 것과 가공식품, 깨끗하지 않은 식품, 오염된 식품을 일체 먹지 말고, 커피나 물, 차 대신에 느릅나무 뿌리 껍질, 대추, 감초, 생강, 솔잎 같은 것을 넣고 끓인 물을 마셨습니다.

특별한 비방도 아닌 것 같았지만 약을 먹는 동시에 마늘 먹기, 식이요법 등을 부지런히 했더니 2개월이 지나면서 관절 부위가 부어오르던 횟수가 차츰 줄어들기 시작했고 통증도 약해졌습니다. 16년 동안 온갖 방법을 써도 아무 효과가 없던 병이 낫기 시작한 것입니다. 나는 자신을 갖고 열심히 약사님이 권하는 대로 했습니다.

유황 오리를 달인 약물과 마늘, 느릅나무 뿌리 껍질 등을 달인 약차를 복용하며 치료를 시작한지 5개월이 지나면서부터는 관절이 붓거나 아프거나 하던 증상이 씻은 듯이 없어졌습니다. 다른 사람들처럼 걸어 보는 게 소원이었는데 마음대로 뛰어 봐도 관절에 통증이 오지 않았습니다. 그토록 오래 괴롭히던 관절염이 5개월 동안의 치료로 깨끗하게 나아 버린 것입니다.

관절염에서 해방된 뒤로 나는 직장을 얻어 지금은 행복한 삶을 살고 있습니다. 평생 낫지 않는 관절염, 수십 년 애를 써도 잘 낫지 않는 관절염을 민속약국에서 약을 지어 먹고 신통하게 잘 나았다는 말을 여러 사람한테서 들었습니다.

내가 고통받을 때 뒷바라지를 하느라 고생한 아내와 좋은 약을 지어 주신 민속약국 약사님께 감사드립니다.

신경통

 나는 마흔 다섯 살 된 가정주부로 이름은 김수정입니다. 5년 전부터 팔다리가 쑤시고 저리는 증상이 있어서 심할 때에는 밤에 잠을 잘 수 없을 만큼 괴로웠습니다. 가까운 병원에 가서 진단을 받아 보았더니 의사 선생님은 나이 들면 으레 나타나는 신경통이라고 했습니다.

병원에서 주사도 맞고 약도 먹고 했지만 별 효과를 못 보았고 민간요법도 몇까지 써 보았지만 약먹을 당시에만 약간 통증이 가벼워지는 정도일 뿐이었습니다. 양약도 이것저것 먹었는데 위장만 나빠졌을 뿐이었습니다.

양약을 오래 먹으니 위장이 나빠져서 나중에는 속이 쓰리고 소화도 되지 않고 몸도 몹시 허약해졌습니다.

날이 흐리거나 비가 오기라도 하면 팔, 다리, 허리, 어깨가 안 아픈 데가 없다시피 아팠습니다. 칼로 살을 베는 것 같기도 하고, 욱신욱신 쑤시기도 하여 견딜 수가 없었습니다. 병원약이나 약국약을 먹으면 먹고 나서 며칠 동안은 아프지 않다가 약을 끊으면 그전보다 더 아팠습니다. 하도 아파서 죽고 싶은 마음이 든 적도 한두 번이 아니었습니다.

그런 중에 96년 3월에 익산의 민속약국에서 신경통이나 관절염을 잘 고친다는 소문을 듣고 찾아갔습니다. 그때까지 좋다는 약은 한약이건 양약이건 다 먹어 봤던 터라 크게 기대는 하지 않았습니다. 혹시라도 인연이 닿으면 효과를 볼 수도 있지 않겠냐는 심정이었습니다.

민속약국에서 지어 준 약은 유황을 먹여 키운 오리에 동쪽으로 뻗은 솔뿌리, 우슬, 방풍 같은 약재를 넣고 달인 약이었습니다. 이약과 함께 마늘을 구워서 죽염에 찍어 먹기를 계속하라는 것이었습니다.

그 약을 먹기 시작한 뒤로 열흘 동안은 쑤시고 저린 증상이 더한 것 같았습니다. 그렇다고 해서 일부러 지어 온 약을 안 먹을 수도 없어서 계속 복용했습니다. 통증이 심해질 때에는 양약을 먹으면서 유황 오리 약물도 같이 복용했습니다.

한 달쯤 되면서부터 신경통 발작이 줄어들고 통증도 약해지기 시작했습니다. 두 달을 먹고 나니까 아프고 저린 증상이 거의 없어져서 이제는 살았구나 하는 마음이 들었습니다. 약사님은 병의 뿌리를 뽑으려면 두세 달 약을 더 먹어야 된다고 했지만 나는 이제 거의 나은 것 같아 그만 먹기로 했습니다.

그런데 약을 중단한지 한 달이 지나지 않아서 다시 날이 궂으면 몸이 저릿저릿하고 욱신욱신 쑤시는 증상이 나타났습니다. 병뿌리가 뽑히지 않아서 다시 재발한 것입니다. 그러나 증상은 예전처럼 심하지는 않아 견딜 만 했습니다.

어쩔 수 없이 다시 민속약국을 찾아가서 한 달치 약을 더 가져다 먹었습니다. 그 뒤로 신경통 증상은 완전히 사라졌습니다. 요즈음은 어쩌다가 몸을 너무 무리하게 쓰면 약간 아픈 듯한 증세가 나타나기는 하는데 예전에 심하게 아플 때에 비하면 다 나은 것이나 다름이 없습니다. 앞으로 너무 힘든 일은 하지 말고 조심하기만 한다면 신경통으로 고생하는 일은 없을 것이라고 생각하고 있습니다.

좋은 약과 유명한 의사들이 많지만 신경통을 신통하게 고치는 약은 보지를 못했는데 민속약국의 약은 확실히 신기할 정도로 효과가 있었습니다. 주된 재료가 동쪽으로 뻗은 솔뿌리라고 하는데 이 솔뿌리로 감주를 만들어 수시로 먹어도 산후풍, 신경통, 관절염에 매우 큰 효과를 볼 수 있다고 했습니다.

신경통으로 고생하는 많은 분들에게 제 얘기가 약간이나마 도움이 되기를 바랍니다. 또 좋은 약을 만들어 주신 민속약국, 그리고 남편을 비롯한 가족들에게 감사를 드립니다. 내 몸이 아프니까 가족들에게 소홀할 수밖에 없었는데 그런 나를 남편과 아이들은 잘 받아들이고 이해해 주었습니다.

관절염

나는 나이가 일흔 다섯이고 이름은 조복례입니다. 10년 넘게 관절염으로 걸음도 잘 걷지 못하고 집안일도 못하고 바깥에 산보 다니기도 어려운 형편이니 반병신이나 다름없었습니다.

병원약도 많이 먹어 보고 한의원에서 약도 지어 먹어 봤으나 별효험이 없더군요. 나이가 많아서 오는 병은 고치기가 어렵다고들 그럽디다. 불편한 대로 살다가 죽는 수밖에 없다고 포기하고 지냈습니다.

그런데 날이 갈수록 관절이 더 아파졌습니다. 무릎에 물이 고이고 퉁퉁 붓기도 하고 또 하도 아파서 잠을 제대로 못 자는 날이 많았습니다. 너무 아프니까 빨리 죽었으면 하는 바램뿐이었습니다. 몹시 아플 때는 관절 안 아프게 하는 약, 진통제 같은 것을 먹으면 금방 안 아프다가 잠시 지나면 더 아팠습니다. 그런 약을 많이 먹으니 위장이 다 망가져서 속도 자주 쓰렸습니다.

그런 중에 며느리가 민속약국에서 약을 지어 왔습니다. 토종 솔뿌리하고 오리, 마늘, 같은 것을 넣고 달인 약이라는데 그걸 한달 동안 먹었습니다. 처음 열흘쯤 먹을 때까지는 아무 효과도 없는 것 같아 그만 먹으려 했으나 양약은 효과가 금방 나타나지만 민간 약이나 한약은 효과가 더디게 온다 하여 계속 먹었습니다.

약을 먹으면서 몸이 가벼워지는 것 같고 쑤시고 아픈 것, 관절마디가 아픈 것이 조금씩 약해져서 이 약이 정말 효과가 있는가 보다 했습니다. 한 달 먹었을 뿐인데 어쩌다가 날이 궂을 때 약간 관절이 안 좋은 것 말고는 통증이 완전히 없어졌습니다. 관절염은 죽을 때까지 못 고친다고 하는데, 겨우 한달 먹고 거의 다 나아 버린 것처럼 되었으니 놀랐습니다. 병원의 유명한 의사 선생님들이 못 고친 것을 한달 약 먹고는 거짓말 같이 나았습니다.

지금은 몸이 옛날 젊을 때처럼 좋지는 않지만 아파서 걸음도 못 걷던 때에 비하면 얼마나 좋은지 모르겠습니다. 며느리는 그 약을 한두 달 더 먹으면 젊을 때처럼 다리가 튼튼해질 것이라고 했지만 지금 불편 없이 활동하는데 뭐 일부러 더 먹을 필요가 있냐면서 그만두게 했습니다.

나이 많은 사람은 거의 대부분 관절염이 있거나 병이 한두 가지씩은 있습니다. 그 중에서도 제일 불편한 것이 관절염입니다. 얘기를 들으니까 민속약국의 약을 먹고 관절염, 신경통, 디스크, 산후풍, 중풍을 고친 사람이 많아요. 암을 고친 사람도 많다고 들었습니다. 세상에 아픈 사람 고쳐 주는 것보다 더 좋은 일이 어디 있겠습니까.

좋은 약 많이 만들어서 아픈 사람 많이 고쳐 주기를 바랍니다.

산후풍·관절염

 나는 50대 가정주부로 이름은 김영숙입니다. 젊어서 아이를 낳고 나서 뭐가 잘못되었는지 산후풍이란 병으로 오래 고생을 했습니다. 10년 동안을 고통에 시달리면서 돈도 많이 썼습니다.

그런데 산후풍이라는 것이 사람은 아파서 죽을 지경인데 병원에서 검사를 해보면 아무 병명이 나오지를 않아요. 약을 먹어도 낫지 않고 침을 맞아도 헛일이고 뜸을 떠도 소용없고... 그렇다고 수술을 해서 아픈 데를 잘라 버릴 수도 없는 것이어서 날마다 산다는 게 지긋지긋한 지옥과 같았습니다.

내 증상은 이랬습니다. 초기에는 손발이 자꾸 저리고 시리더군요. 또 다른 사람은 춥지 않다는데 괜히 나는 몹시 떨리고 추웠습니다. 손발이 저린 증상이 차츰 자주 나타나더니 조금 지나니까 어깨, 허리, 팔 같은 데가 욱신욱신 쑤셨습니다. 아픈 데를 한참 주물러 주면 조금 시원해지는 것 같다가 몸을 약간 무리하게 움직이면 그날은 통 잠을 잘 수 없을 만큼 아팠습니다. 이불을 두껍게 덮고 잠을 자도 손발이 시리고, 또 팔다리가 퉁퉁 붓기도 했습니다.

찜질도 하고 파스 같은 것도 많이 붙이고 병원약, 양약, 한약 등을 이것저것 먹었으나 뚜렷하게 효과가 있는 약은 없었습니다. 평생을 고통받으며 살 수밖에 없을 거라는 생각을 하니 집안일도 싫어지고 남편과 아이들 보살피는 것도 귀찮게만 느껴졌습니다.

그런데 몇 년 전부터 무릎과 손가락, 팔목 같은 데가 아프고 퉁퉁 부어오르는 증상이 나타나서 병원에 가 봤더니 관절염 증상이 있다고 했습니다. 산후통에 관절염까지 겹친 것입니다.

남보기에는 멀쩡하면서도 나는 몸이 아파 죽을 지경이니 정신적인 고통도 견디기 힘들었습니다. 진통제, 수면제, 관절염약, 신경안정제 같은 온갖 양약들을 날마다 먹으니까 약독이 몸 안에 쌓여서 몸은 갈수록 더 나빠지고 위장도 나빠졌습니다. 그런 중에 민속약국에서 어려운 병을 잘 고친다는 얘기를 듣고 혹시나 하는 마음으로 약을 지어다가 먹었습니다. 유황을 먹여 기른 오리에 토종 솔뿌리, 마늘, 우슬, 방풍 같은 약재를 넣고 오래 달인 것이었는데 그 약을 먹으면서 식이요법으로 음식을 조절하고 또 수시로 오리국을 끓여 먹으라고 하더군요.

별로 기대를 하지 않고 약을 먹었는데 한 20일쯤 지나니까 희한하게도 쑤시고 서린 증상이 호전되기 시작하였습니다. 궂은 날에도 저리고 아픈 증세가 재발하지 않더군요. 체질에 따라 식이요법을 잘 해야 한다기에 체질 식단표를 벽에 붙여 놓고 내 체질에 이로운 음식만 먹으려고 노력했습니다. 내 체질은 소양 체질이어서 성질이 뜨거운 음식이나 약, 이를테면 인삼, 꿀 같은 것은 좋지 않고 보리, 콩 같은 것이 좋다고 하더군요. 음식을 가려먹으면서 약을 먹었기 때문에 효과가 빠른 것 같았습니다.

정주에 사는 언니가 관절염으로 고생이 심하다는 얘기를 듣고 언니를 모시고 민속약국을 방문하여 약을 지어 복용하게 했습니다. 20일쯤 약을 먹고부터 효과를 보기 시작해서 3개월 간 약을 복용한 후 언니의 관절염 증상도 거의 나았습니다.

디스크병

나는 경남 울산에 사는 가정주부입니다. 이름은 원순덕이고 나이는 서른 넷입니다. 장사를 하면서 허리와 팔을 무리하게 쓴 것이 원인이 되어 허리가 아프고 다리가 저린 증상이 나타났습니다. 처음에는 몸을 무리할 때만 뻐근하게 아프곤 하던 것이 갈수록 더 심해져서 나중에는 허리를 굽히기도 어렵고 마음대로 돌아누울 수도 없을 지경이 되어 버렸습니다.

병원에서 진단을 받아 보니 디스크병이라고 했습니다. 의사 선생님은 무리하지 말고 집에서 쉬는 것이 좋겠다고 했지만 가게를 운영하고 있는 형편이라 일을 그만둘 수는 없었습니다. 허리 아픈데 좋다는 약을 이것저것 먹어 보기도 하면서 가게일을 계속했습니다. 그러나 몸은 갈수록 더 약해지고 허리의 통증도 더 심해졌습니다. 누군가가 허리 아픈 병은 두발로 걷는 인간한테 주어진 숙명이라고 했던가요. 어딜 가더라도 뚜렷한 치료법이 없으니 참고 허리를 무리하게 움직이지 않는 것 말고는 다른 방법이 없다고 했습니다.

그런 중에 이웃 사람한테서 민속약국에서 허리 아픈 병이나 관절염, 디스크, 산후통 같은 것을 잘 고친다고 하니 한번 가보라는 얘기를 들었습니다. 95년 12월에 나는 일부러 시간을 내서 꽤 멀리 떨어진 전라도 익산까지 약을 지으러 갔습니다.

민속약국의 약은 유황을 먹여 키운 오리에 금은화, 마늘, 느릅나무 뿌리 껍질, 속단 같은 여러 가지 약재를 넣고 달인 것인데, 그걸 먹으면서 식이요법을 겸하라는 것이었습니다. 약을 1달쯤 먹고 나니 허리 아프고 다리가 저린 증상이 현저하게 줄어들었습니다. 약을 먹으면서 될 수 있으면 허리를 쓰지 말라고 했으나 가게를 운영하는 나로서는 그럴 처지가 아니었습니다. 2달쯤 약을 먹고 나니 그렇게도 고통스럽던 허리의 통증이 시원스럽게 없어졌습니다. 병이 다 나았는지는 알 수 없으나 허리가 아프고 다리가 저린 증상은 없어진 것입니다.

그 뒤로 몸을 무리하거나 일을 힘들게 하고 나면 허리가 묵직하고 뻐근한 증상이 약간 나타나기는 했으나 그런 것은 견딜 만했습니다. 예전에 비하면 다 나은 거나 다름없다고 할 수 있습니다. 가게에서 일하는 데에는 아무 지장이 없을 만큼 허리가 좋아졌습니다. 아마 3~4개월 약을 더 먹으면 완전하게 나을 것 같은데, 몸이 웬만큼 좋아지고 나니 약 먹기가 싫어져서 먹지 않고 있습니다.

*참고문헌

〈동의학사전〉 북한과학백과사전출판사, 까치
〈항암본초〉 상민의, 김수철 역주, 바람과 물결
〈약초의 성분과 이용〉 북한과학백과사전출판사
〈동의보감〉 허준
〈향약집성방〉 세종임금 편찬
〈신약〉 김일훈. 광제원
〈신약본초〉 김일훈, 광제원
〈죽염요법〉 김윤세, 광제원
〈중약대사전〉 상해인민출판사
〈한방식료해전〉 심상룡, 창조사
〈동의과학연구논문집〉 북한고등교육도서출판사
〈장수학〉 북한과학백과사전출판사
〈동의비방전서〉 연변인민출판사
〈암과 싸우지 마라〉 곤도 마코토, 노영민 옮김, 한송
〈동물성동약〉 고순구, 평양의학과학출판사
〈동약법제〉 북한과학백과사전출판사
〈동의처방대전〉 북한동의과학원
〈동의학개론〉 한상모 외, 북한평양의학출판사
〈아, 나의 아픈 허리여〉 키에르난, 김관선 역, 지성사
〈가정건강요법백과〉 대광문화사
〈동의학가정백과〉 강병호 외, 푸른산
〈골절학〉 서울대학교의과대학 정형외과학교실, 일조각
〈쑥뜸 치료법〉 김용태, 서울문화사
〈체질을 알면 건강이 보인다〉 이명복, 대광출판사

외 다수

자연건강총서 2

토종의학 – 난치병 다스리기
- 중풍·관절염·신경통·디스크·산후통 -

1판 1쇄 발행 · 1997년 4월 10일
1판 2쇄 발행 · 1997년 7월 25일

지은이 · 김인택, 박천수
감수 · 최진규
펴낸이 · 이태권
펴낸곳 · 태일출판사
서울시 성북구 삼선동 4가 36번지
전화 · 927 - 2831
팩스 · 924 - 3236
등록번호 · 제6 - 58호

가격 12,000원

ISBN 89-8151-072-5 03510
ISBN 89-8151-070-9 (세트)